Norbert Gittler-Hebestreit

Pflegeberatung im Entlassungsmanagement

Norbert Gittler-Hebestreit

Pflegeberatung im Entlassungsmanagement

Grundlagen – Inhalte – Entwicklungen

schlütersche

Bibliografische Information Der Deutschen Bibliothek
Die Deutsche Bibliothek verzeichnet diese Publikation in der Deutschen Nationalbibliografie; detaillierte bibliografische Daten sind im Internet über http://dnb.ddb.de abrufbar.

ISBN 3-89993-157-2

Der Autor
Norbert Gittler-Hebestreit
Helmboldstraße 3
07749 Jena

Norbert Gittler-Hebestreit ist Krankenpfleger und Diplom-Pflegewirt (FH). Seit 2002 ist er als Pflegewissenschaftler am Universitätsklinikum Jena tätig. Nebenberuflich arbeitet er als Referent und Dozent mit den Schwerpunkten Pflegeberatung, Entlassungsmanagement und Pflegeforschung.

Mehr wissen – besser pflegen!

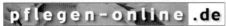

Besuchen Sie unser Pflegeportal im Internet.

© 2006 Schlütersche Verlagsgesellschaft mbH & Co. KG,
Hans-Böckler-Allee 7, 30173 Hannover

Alle Rechte vorbehalten. Das Werk ist urheberrechtlich geschützt. Jede Verwertung außerhalb der gesetzlich geregelten Fälle muss vom Verlag schriftlich genehmigt werden. Die im Folgenden verwendeten Personen- und Berufsbezeichnungen stehen immer gleichwertig für beide Geschlechter, auch wenn sie nur in einer Form benannt sind. Ein Markenzeichen kann warenrechtlich geschützt sein, ohne dass dieses besonders gekennzeichnet wurde.

Satz: PER Medien+Marketing GmbH, Braunschweig
Druck und Bindung: Druck Thiebes GmbH, Hagen

Inhalt

Vorwort		7
Einleitung		10
1	**Problembestimmung und Forschungsfragen**	12
1.1	Gesundheits- und sozialpolitische, gesellschaftliche und organisationsbezogene Herausforderungen	12
1.1.1	Tendenzen sich verändernder Rahmenbedingungen	12
1.1.2	Entwicklungen in der Reorganisation des Entlassungsmanagements	14
1.2	Auftrag und Chancen der Pflegeberatung	16
1.2.1	Aus der Perspektive der Unterstützung ambulanter Pflegearrangements	16
1.2.2	Aus der Perspektive der Professionalisierung	18
1.3	Inhaltliche Ausrichtung der Pflegeberatung	20
1.3.1	Nutzen eines inhaltlichen Orientierungsrahmens für die Pflegeberatung	20
1.3.2	Übersicht und Analyse der relevanten Fachliteratur	21
1.3.3	Übergreifende Orientierungsfunktion des Trajekt-Modells	23
1.4	Ableitung des Forschungsziels und der Forschungsfragen	24
2	**Theoretischer Bezugsrahmen**	27
2.1	Theorie und Praxis des pflegerischen Entlassungsmanagements	27
2.1.1	Expertenstandard Entlassungsmanagement des DNQP	27
2.1.2	Systematik idealtypischer Überleitungskonzepte	29
2.1.3	Beratung und Schulung im Entlassungsmanagement	32
2.2	Theoretische Grundlagen der Pflegeberatung	33
2.2.1	Beratungstheorien im Überblick	33
2.2.2	Definition und Prozess der Pflegeberatung	36
2.2.3	Handlungsfelder und Zielgruppen der Pflegeberatung	40
2.2.4	Beratungsmethoden und Beratungsbeziehung	42
2.3	Dimensionen des Trajekt-Modells nach Corbin und Strauss	44
2.3.1	Zentrale Inhalte und Elemente des Trajekt-Modells	44
2.3.2	Bedeutung des Trajekt-Modells für eine abgestimmte Versorgungspraxis im Schnittstellenmanagement	46

3	**Untersuchungsmethode, Planung und Durchführung**	49
3.1	Beschreibung der Untersuchungsmethode	49
3.1.1	Auswahl und Beschreibung der Erhebungsmethode	49
3.1.2	Auswahl und Beschreibung der Methoden zur Datenanalyse	52
3.2	Planung und Durchführung der Untersuchung	53
3.2.1	Auswahl und Beschreibung der Stichprobe	53
3.2.2	Pretest und Durchführung der Untersuchung	55
4	**Ergebnisse der Untersuchung**	60
4.1	Ergebnisse aus dem Experten-Delphi	60
4.1.1	Runde 1: Unterstützungsschwerpunkte zur Absicherung ambulanter Pflegearrangements und inhaltliche Aspekte der Pflegeberatung	60
4.1.2	Runde 2: Abgleich der verallgemeinerten Beratungsinhalte mit den zentralen Kategorien des Trajekt-Modells	62
4.1.3	Runde 3 und 4: Aktuelle Verwirklichung und Empfehlungen zur Umsetzung der einzelnen Beratungsschwerpunkte	65
4.2	Pflegeberatung im Entlassungsmanagement (Leitfaden)	69
4.2.1	Alltagsbezogene Beratungsschwerpunkte	69
4.2.2	Krankheits- und pflegebezogene Beratungsschwerpunkte	72
4.2.3	Psychosoziale und biografiebezogene Beratungsschwerpunkte	76
4.2.4	Zusammenfassende Ergebnisübersicht	80
5	**Kritische Würdigung und Fazit der Arbeit**	81
5.1	Diskussion der Ergebnisse	81
5.1.1	Methodenkritische und forschungsethische Ergebnisdiskussion	81
5.1.2	Interpretation und Reflexion der Ergebnisse	85
5.1.3	Anwendung des Orientierungsrahmens und seine Grenzen	89
5.2	Ausblick und Empfehlungen für weitere Forschungsarbeiten	91

Zusammenfassung ... 94

Anhang ... 97

Literatur ... 127

Register ... 133

Vorwort

Seit dem 8. Jahrhundert v. Chr. beherbergte ein Tempel im antiken Delphi ein Orakel. Aus Sagen und Erzählungen ist überliefert, dass dieses Orakel von einer Priesterin – Pythia genannt – bewacht wurde. Die unerschöpfliche Weisheit des Orakels lockte viele Ratsuchenden an. Sie trugen Pythia ihre Fragen vor, brachten ein Opfer dar und warteten auf den Tag der Orakelgebung …

Pythia: Wer bist Du und warum bist Du zu mir gekommen?
Student: Ich studiere die Wissenschaft der Pflege. Gekommen bin ich, weil ich eine Frage habe, auf die ich in den Büchern keine Antwort finden kann.
Pythia: Sprich, worum geht es?
Student: Ich berate seit einiger Zeit Patienten, um sie auf die Entlassung aus dem Krankenhaus vorzubereiten. Das tue ich sehr gern, aber …
Pythia: Nun, wo liegt das Problem?
Student: … mir fehlt für diese Gespräche ein inhaltlicher Leitfaden. An so viele Dinge ist zu denken, alles ist so komplex, da wäre es sehr hilfreich, mehr Orientierung zu haben.
Pythia: Es wird nicht genügen, einfach Inhalte zusammenzufassen. Du brauchst eine klare Struktur der Beratungsschwerpunkte. Das kann ich dir geben – und noch etwas…
Student: Was vermagst Du noch?
Pythia: … ich kann in die Zukunft schauen und Dir beschreiben, wie sich diese neue Beratungsaufgabe entwickeln wird.
Student: Das alles zu erfahren würde mich ja reizen, aber … was muss ich dafür tun? Welches Opfer verlangst Du von mir?
Pythia: Opfere Zeit und trage alles an grundlegendem Wissen zu diesem Thema zusammen, was verfügbar ist. Nachdem Dir das Orakel gegeben wurde, verbreite alle wichtigen Erkenntnisse so gut Du kannst.

Zugegeben, ganz so mystisch, wie es dieser fiktive Dialog vermuten lässt, war der Weg zu diesem Buch nicht. Tatsächlich aber liegt dem Manuskript eine Delphi-Studie zu Grunde – eine innovative und spannende Form der Expertenbefragung, die ihren Namen dem besagten Orakel verdankt.

Die Aufgaben der Pythia sind erfüllt: Vor Ihnen liegt ein Buch, das in die Grundlagen der Pflegeberatung im Entlassungsmanagement einführt, Ihnen einen inhaltlichen Leitfaden für diese beratende Tätigkeit zur Verfügung stellt und Prognosen für die weitere Entwicklung des noch sehr jungen pflegerischen Handlungsschwerpunktes zusammenfasst.

Vorwort

Die innere Logik dieses Buches orientiert sich an dem Aufbau eines Studienberichtes, folgt aber gleichzeitig dem inhaltlichen Anspruch eines Handbuches zur Pflegeberatung im Entlassungsmanagement. Sie als Leser werden entscheiden, inwieweit dieses Experiment gelungen ist.

Im einführenden Teil wird eine Bestandsaufnahme durchgeführt. Rahmenbedingungen werden thematisiert, Pflegeberatung wird in ihrem Entwicklungsstadium lokalisiert und vorhandene Entwicklungslücken werden kritisiert.

Im zweiten Teil wird fundiert und übersichtlich das Elementarwissen zu den Themenkomplexen Beratung/Pflegeberatung und Entlassungsmanagement aufbereitet. Der Expertenstandard und seine Umsetzungsmöglichkeiten werden vorgestellt, Sie werden in unterschiedliche Beratungstheorien, Beratungsmethoden und den Beratungsprozess eingeführt, wichtige Definitionen zur Pflegeberatung sind zusammengefasst.

Der dritte Teil wendet sich der Untersuchungsmethode zu und stellt die Delphi-Methode als eine sehr interessante und für die Pflegewissenschaft sicher zukunftsweisende Form der Expertenbefragung vor. Die Zusammensetzung der bundesweiten Expertengruppe wird beschrieben und der eigentliche Ablauf der Untersuchung nachgezeichnet.

Diese Inhalte fassen in irgendeiner Weise bereits vorhandenes Wissen zusammen. Wenn Sie das wirklich Neue an dieser Veröffentlichung suchen, dann schlagen Sie bitte den hinteren Teil des Buches auf: Hier finden Sie den ermittelten Konsens der Expertenmeinungen – gewissermaßen das Orakel der Pythia: Unterteilt in alltagsbezogene, krankheits- und pflegebezogene und psychosoziale/biografiebezogene Schwerpunkte werden 17 Beratungskomplexe vorgestellt und erläutert.

Dieser bislang unveröffentlichte inhaltliche Leitfaden ermöglicht Ihnen nicht nur eine fundierte professionelle Pflegeberatung. Aufgrund seiner wissenschaftlichen Grundlage wird er vor dem Hintergrund der Qualitätsentwicklung und auch auf der berufspolitischen Ebene den Auftrag zur Pflegeberatung klarer definieren und begründen.

Im letzten Teil dieses Buches werden die vorgestellten Ergebnisse kritisch bewertet. Es werden praktische Anwendungsmöglichkeiten diskutiert und ein Ausblick auf weitere Forschungsmöglichkeiten in diesem Bereich gegeben.

Bedanken möchte ich mich bei allen befragten Experten für ihre Teilnahme an dieser Studie und bei meiner Lektorin Claudia Flöer für Ihre motivierende Begleitung auf dem Weg zu diesem Buch.

Mein besonderer Dank aber gilt Professor Dr. Stephan Dorschner (Fachhochschule Jena) für seine fachlich kompetente Betreuung dieser Arbeit und für die Idee zu dieser wirklich spannenden Forschungsmethode.

Nun lade ich Sie ein, mit diesem Buch Pflegeberatung im Entlassungsmanagement als neue Aufgabe zu entdecken, zu strukturieren und zu gestalten.

Jena, im Januar 2006   Norbert Gittler-Hebestreit

Einleitung

Pflegeberatung als originäre Aufgabe professionell Pflegender etabliert sich in Form von niederschwelligen Beratungsangeboten zunehmend auch im deutschsprachigen Raum. Entwickelte Beratungskonzepte folgen unterschiedlichen Ansätzen und sind auf verschiedene Zielgruppen zugeschnitten.

Im pflegerischen Entlassungsmanagement fokussiert die Beratung die Vorbereitung und Festigung ambulanter Pflegearrangements für poststationär Pflegebedürftige durch Laienpflege. Die individuelle Pflegeberatung unterstützt Pflegebedürftige und pflegende Familienmitglieder bei der Bewältigung der zu erwartenden Situationsveränderung, um eine kontinuierliche Weiterversorgung beim Übergang von der stationären in die ambulante pflegerische Betreuung sicherzustellen.

Die Ergebnisqualität einer bedarfsorientierten Pflegeberatung im Entlassungsmanagement ist unmittelbar abhängig von der Fähigkeit des Beratenden, den individuellen Bedarf an Informationen und Unterstützung einzuschätzen und zu systematisieren. Die ermittelte Bedarfslage erlaubt dann eine individuelle inhaltliche Ausgestaltung des Beratungsprozesses. Ein, auf der Grundlage vorhandenen Expertenwissens entwickelter, allgemeingültiger Orientierungsrahmen für die inhaltlichen Schwerpunkte eines solchen Beratungsangebotes würde die benannten richtungsweisenden Schritte im Prozess der Beratung unterstützen.

Eine inhaltliche Systematik für die Pflegeberatung im Entlassungsmanagement ermöglicht neben einer strukturierten Bedarfsanalyse und Planung auch eine systematische Auswertung des Beratungsgeschehens. Im Weiteren wird die Vergleichbarkeit unterschiedlicher Beratungsverläufe verbessert. Darüber hinaus erleichtert ein systematisches Beratungskonzept die Qualifikation zukünftiger Berater und fördert damit die angestrebte Strukturqualität im zu verändernden Entlassungsmanagement.

Zahlreiche themenbezogene Veröffentlichungen spiegeln den spürbaren Bedeutungszuwachs des Schwerpunktes Pflegeberatung wieder. Der Expertenstandard Entlassungsmanagement des *Deutschen Netzwerkes für Qualitätsentwicklung in der Pflege* (*DNQP*) unterstützt diese Entwicklung: Pflegeberatung wird als ein zentrales Instrument zur Sicherstellung der angestrebten Versorgungskontinuität hervorgehoben (vgl. DNQP 2004, S. 54 f.). Die Fachliteratur zum Thema »Pflegeberatung und Angehörigenschulung« thematisiert aus unterschiedlichen Perspektiven mit unterschiedlichen Zielstellungen die verschiedenen Phasen des Beratungsprozesses, die Beratungsfelder in der Pflege, Beratungssituationen,

Beraterkompetenzen und auf spezielle (zumeist chronische) Krankheiten und Pflegeprobleme zugeschnittene Beratungsinhalte.

Ein wissenschaftlich fundiertes, verallgemeinerbares Beratungskonzept mit übergreifender Orientierungsfunktion für die Pflegeberatung im Entlassungsmanagement muss allerdings noch entwickelt werden.

Der Expertenstandard Entlassungsmanagement schlägt zur systematischen Einschätzung des Überleitungsbedarfs poststationär Pflegebedürftiger die Unterscheidung von krankheits- und pflegebezogenen, alltagsbezogenen sowie psychosozialen und biografiebezogenen Unterstützungsschwerpunkten vor. Darüber hinaus sind im Rahmen der Bedarfsermittlung Selbstmanagement- und Koordinationsfähigkeiten zu berücksichtigen (vgl. *DNQP* 2004, S. 52 f.). Diese Empfehlungen orientieren sich an den zentralen Dimensionen des Trajekt-Modells (Krankheitsverlaufskurven, engl.: trajectories) von *Corbin* und *Strauss* (vgl. 1993, S. 76 ff.) und beziehen sich auf die durch *Höhmann* formulierte Bedeutung des Modells für eine abgestimmte Versorgungspraxis: Den gesamten Interventionsplanungs- und Gestaltungsprozess des Schnittstellenmanagements im Blick diskutiert sie die drei zentralen Hauptarbeitslinien der Bewältigungsarbeit in Verbindung mit zusätzlichen Steuerungserfordernissen als allgemein gültigen Handlungsrahmen mit übergreifender Orientierungsfunktion für die beteiligten Professionellen (vgl. 2002, S. 165 ff.).

Inwieweit sich das Trajekt-Modell konkret auf die Systematisierung der Pflegeberatung im Entlassungsmanagement übertragen lässt, gilt es zu untersuchen. Die theoretischen Überlegungen zur Problematisierung schließen eine ausführliche Literaturanalyse zum Themenkomplex »Pflegeberatung« ein. In einem zweiten Schritt wird ein theoretischer Bezugsrahmen gespannt, der die zentralen Begriffe dieser Veröffentlichung (Pflegeberatung, pflegerisches Entlassungsmanagement, Trajekt-Modell) vor dem Hintergrund des aktuellen pflegewissenschaftlichen Diskurses reflektiert. Dieser Zusammenfassung schließt sich der empirische Teil der Arbeit an. Es soll mittels einer Delphi-Befragung von Pflegeexperten untersucht werden, welche inhaltlichen Pflegeberatungsschwerpunkte sich aus den Dimensionen des Unterstützungsbedarfs poststationär Pflegebedürftiger und deren Angehörige ableiten lassen. Die ermittelten Inhalte werden in einem Leitfaden zusammengefasst und kritisch diskutiert.

1 Problembestimmung und Forschungsfragen

1.1 Gesundheits- und sozialpolitische, gesellschaftliche und organisationsbezogene Herausforderungen

1.1.1 Tendenzen sich verändernder Rahmenbedingungen

Der **Altersaufbau der Bevölkerung**, die Zahl der Geburten sowie die der Sterbefälle stehen in einer engen Wechselbeziehung zueinander. Langfristig führen Veränderungen im Altersaufbau zu einer Verschiebung der Relationen zwischen den Generationen und damit zur Veränderung der Quote von Erwerbstätigen und den von ihnen Unterhaltenen. Zur Veranschaulichung des Altersaufbaus der Bevölkerung verwendet man in der Statistik eine grafische Darstellungsform, die als »Alterspyramide« bekannt ist und die zu Beginn des 20. Jahrhunderts die klassische Pyramidenform aufwies. Den demografischen Wandel beschreibend vergleicht der Bevölkerungsstatistiker *Flaskämpfer* ihre heutige Gestalt mit einer »zerzausten Wettertanne« (zit. in *Statistisches Bundesamt* 2002, S. 34). Bevölkerungsstatistiken belegen eine so genannte »dreifach alternde Gesellschaft«. Dieses Synonym bezieht sich auf das Verhältnis von immer mehr alten Menschen – die noch immer etwas älter werden – zu den weniger werdenden Jüngeren.

Das Altern einer Gesellschaft muss als langfristige und relativ stabile Entwicklung angesehen werden. Eine kurzfristige Beeinflussung, etwa durch sozialpolitische Maßnahmen zur Erhöhung der Geburtenrate, scheint kaum möglich. Vielmehr sollten sich Gesundheits- und Sozialpolitik auf die Bedürfnisse und Besonderheiten einer älter werdenden Gesellschaft einstellen.

Insbesondere der **Wandel im Krankheitsspektrum** der Bevölkerung, vor allem gekennzeichnet durch eine Zunahme von chronischen und chronisch-degenerativen Erkrankungen, Multimorbidität und Altersdemenz, stellen das bundesdeutsche Gesundheitsversorgungssystem vor große Herausforderungen (vgl. *BMFSFJ* 2002, S. 21 ff.). Diese Veränderungen können teilweise mit den demografischen Entwicklungen in Zusammenhang gebracht werden. Das gleichzeitige Vordringen dieser Erkrankungen in jüngere Altersgruppen belegt darüber hinaus die Relevanz gesundheitsgefährdender Umweltbedingungen und Lebensweisen.

Die **gesellschaftlichen Tendenzen** lassen sich u. a. beschreiben durch die Prozesse der Singularisierung und Individualisierung. Damit verbinden sich strukturelle Veränderungen in den informellen sozialen Unterstützungsnetzwerken. Mit zunehmendem Alter wächst der Anteil der Alleinstehenden. Gestiegene Scheidungsquoten und Verwitwung lassen auf eine weitere Zunahme der Ein-Personen-Haushalte schließen. Deutlich steigt ebenfalls der Anteil der Zwei-Personen-Haushalte, da es mehr (Ehe-)Paare in höherem Alter gibt. Ein Rückgang ist dagegen bei den Mehr-Generationen-Haushalten zu verzeichnen (vgl. *Statistisches Bundesamt* 2002, S. 524 ff.).

Ergebnisse des Projektes *»Familiensurvey«* machten jedoch deutlich, dass auch über Haushaltsgrenzen hinweg ein regelmäßiger Austausch zwischen den Generationen stattfindet, was die Sorge für allein lebende ältere Menschen einschließt. Die Familienforschung stellt fest, dass größere Mobilität und Flexibilität in der Lebensplanung nicht zwangsläufig zu nachlassender Verbindlichkeit zwischen den Generationen führt (vgl. *BMFSFJ* 2001, S. 37).
Vermutungen über eine Destabilisierung der Unterstützungsnetzwerke stützen sich auf die Annahme, dass der Prozess der Individualisierung zunehmend gesellschaftliche Tendenzen unterstützt. Individualisierung bezieht sich in diesem Zusammenhang auf die Lösung von Bindungen und sozialen Verankerungen sowie die Zunahme von Entscheidungs- und Wahlmöglichkeiten. Im Zuge der Modernisierung haben sich Motive und Möglichkeiten für die Aufrechterhaltung von Unterstützungsnetzwerken verändert. Dieser Trend wird sich vermutlich auch in Zukunft fortsetzen. Es ist davon auszugehen, dass sich auch unter Individualisierungsbedingungen informelle soziale Netzwerke nicht gänzlich auflösen werden. Allerdings wird für die Zukunft mit einer nicht vorhersehbaren Pluralisierung von Netzwerkformen und dem Rückgang traditioneller Hilfemuster gerechnet (vgl. *Blinkert/Klie* 1999, S. 88 f.).

Die Kostendämpfung unter dem Primat der Beitragsstabilität steht angesichts beschriebener Herausforderungen im Vordergrund der gesundheitspolitischen Bemühungen. Die **Einführung der diagnosebezogenen Fallpauschalen** im Rahmen des Krankenhausfinanzierungsgesetzes (vgl. § 17b KHG, Absatz 2) folgt dem Ziel, Wirtschaftlichkeitsreserven im Krankenhaus zu mobilisieren und damit eine deutliche Verkürzung der Patientenverweildauern zu erreichen.
Peters prognostiziert auf der Grundlage der Erfahrungen aus den Vereinigten Staaten und Australien mit den *Diagnosis Related Groups (DRG)*, dass einer zu erwartenden zügigeren Entlassung pflegebedürftiger Patienten eine Schwerpunktverlagerung der pflegerischen Weiterversorgung im ambulanten und teilstationären Bereich zugunsten der Behandlungspflege folgen wird. Die Komplexität ambulanter Pflegearrangements wird wachsen und neue Anforderungen an die ambulanten Leistungserbringer und pflegenden Angehörigen stellen (vgl. 2002, S. 11 f.).

Problembestimmung und Forschungsfragen

1.1.2 Entwicklungen in der Reorganisation des Entlassungsmanagements

Die beschriebenen Herausforderungen erfordern eine grundlegende **Umorientierung** in der Versorgung Pflegebedürftiger. Insbesondere bei chronischen und chronisch-degenerativen Erkrankungen sieht *Schaeffer* einen verstärkten Bedarf an multiprofessionellen Behandlungs- und Betreuungsstrategien, die über die Grenzen einzelner Einrichtungen und Versorgungsbereiche hinweg wirken und den Erkrankten eine integrierte und gleichermaßen kontinuierliche Versorgung gewähren (vgl. 2002a, S. 35). Gewachsene Desintegration des deutschen Gesundheitswesens und dessen Professions- und Organisationsseparatismus lassen bis heute entsprechende Strategien scheitern und verursachen erhebliche Schnittstellenprobleme (vgl. *Schaeffer* 2000, S. 11).

Auf der Grundlage aktueller empirischer Befunde fasst *Höhmann* diese **Defizite im Entlassungsmanagement** zusammen und bezieht sich dabei auf sieben Handlungsfelder (vgl. 2002, S. 162 f.):
- Der Informationsfluss zwischen den Einrichtungen und Berufsgruppen erweist sich für die Belange langzeitpflegebedürftiger, multimorbider Menschen als unvollständig und weitgehend reduziert auf akutmedizinische Inhalte, die über entsprechend etablierte Informationskanäle übermittelt werden.
- Es erfolgt keine gemeinsame Zielabstimmung und Interventionskonzeption zwischen Einrichtungen und Berufsgruppen.
- Austausch- und Abstimmungsbarrieren zwischen professionellem und Laiensystem, besonders im Hinblick auf die Einbeziehung der Perspektive der Pflegebedürftigen und ihrer Angehörigen, kennzeichnen den Alltag der Versorgungspraxis. Die Komplexität der Versorgungsbedarfe und die Wechselwirkungen zwischen einzelnen Bedingungsfaktoren und Bewältigungserfordernissen der Betroffenen bleiben in professionellen Handlungsstrategien weitgehend unberücksichtigt.
- Die Verlegungsvorbereitungen im Krankenhaus werden weitgehend auf akutmedizinische/akutrehabilitative Gesichtspunkte reduziert.
- Eine mangelnde Kooperation bei der Heil- und Hilfsmittelbeschaffung verhindert – besonders beim Übergang in den ambulanten Bereich – eine patientenangemessene Gesundheitsversorgung.
- Den an einer Verlegung oder Überleitung beteiligten Professionellen und Laien fehlen in hohem Maße Kenntnisse über regionale Versorgungsangebote und deren inhaltliche Ausrichtung.
- Im kollegialen Umgang herrscht überwiegend Unwissenheit über die Handlungsgrundlagen und -strategien der anderen Berufsgruppen und Gesundheitseinrichtungen. Vor diesem Hintergrund gelingt es den Professionellen nicht, systematisch inhaltliche Gestaltungsspielräume für die Versorgungspraxis zu eruieren.

Als zentrale **Koordinaten für die Neuausrichtung** der Arbeits- und Denkweise in der Gesundheitsversorgung setzten Prozessoptimierung, integrierte Versorgung und Gesundheitsvorsorge und -beratung neue und ergänzende Handlungsschwerpunkte auch im pflegerischen Entlassungsmanagement (vgl. Tabelle 1). Diese Entwicklung spiegelt sich in zahlreichen, teilweise umfangreich evaluierten Modellversuchen (vgl. *Dangel/Korporal* 2001, *Hüning* 2000, *Sieger/Kunstmann* 2003, *Strobel* 2003, *Wirnitzer* 2002, *Lusiardi* 2004 und *Dörpinghaus* et al. 2004) und in der Entwicklung des Expertenstandards Entlassungsmanagement (vgl. *DNQP* 2004) wider.

Die genannten Projekte folgen dem globalen Ziel, die Abläufe im Entlassungsmanagement zu optimieren. Wenngleich die praktische Umsetzung unterschiedlich gestaltet wird, lässt sich der Prozessgedanke – wie im Expertenstandard beschrieben – doch in allen Innovationen erkennen. Dabei folgt einer frühzeitigen Einschätzung des erwartbaren Unterstützungsbedarfs eine – zumeist durch interdisziplinär ausgerichtete Fallbesprechungen gestützte – Entlassungsplanung. Alle eingeleiteten Maßnahmen sind auf eine abgesicherte und abgestimmte Patientenentlassung ausgerichtet und werden zeitnah und rechtssicher dokumentiert. Im Anschluss an die erfolgte Entlassung erfolgt eine Evaluation der Ergebnisqualität.

Tabelle 1: Zusammenstellung neuer/entwicklungsfähiger Aufgabenschwerpunkte im pflegerischen Entlassungsmanagement.

Prozessoptimierung	• Konsil- und Assessmentverfahren zur frühzeitigen Einschätzung des zu erwartenden poststationären Unterstützungsbedarfs • Individuelle, interdisziplinäre Entlassungsplanung durch berufsübergreifende Fallbesprechungen • Transparenz und Dokumentation der koordinierten Entlassungsvorbereitung • Überprüfung der Ergebnisqualität der Entlassung
Integrierte pflegerische Versorgung	• Abstimmung der Weiterversorgung mit ambulanten Kooperationspartnern • Pflegeübergabe für Pflegedienste/Pflegeeinrichtungen • Pflegeüberleitungsbogen an weiterbetreuende Einrichtungen • Einrichtungsübergreifende Vernetzungsarbeit zur Verbesserung der Kooperation mit ambulanten Partnern
Pflegeberatung	• Beratung zur Organisation der häuslichen Pflege • Beratung zur Wohnraumanpassung und zu Heil- und Hilfsmitteln • Individuelle Schulung zur Pflegepraxis • Vermittlung spezieller Beratungsangebote • Psychosoziale Unterstützung • Entstehung von Patienteninformationszentren

Ein weiterer Schwerpunkt in der Umstrukturierung des pflegerischen Entlassungsmanagements ist die Etablierung von einrichtungsübergreifenden Vernetzungen. Die Suche nach gemeinsamen Wegen im Interesse einer integrierten pflegerischen Versorgung führt Kooperationspartner aus unterschiedlichen Sektoren der Gesundheitsversorgung zusammen. Die sich daraus ergebende Chance wird genutzt, um Konzepte zu entwickeln, die ein »Miteinander« statt eines »Nebeneinanders« in der Pflege gemeinsamer Patienten ermöglichen.

Das wohl umfangreichste Entwicklungspotenzial erschließt sich im Bereich der pflegerischen Beratungsarbeit. In der Tabelle sind zentrale Themenfelder genannt, die sich in den beispielhaft aufgezählten Reorganisationsprojekten wiederfinden lassen.

1.2 Auftrag und Chancen der Pflegeberatung

1.2.1 Aus der Perspektive der Unterstützung ambulanter Pflegearrangements

In Deutschland leben ca. **2,1 Mio. pflegebedürftige Menschen.** Davon werden ca. 70 % in Privathaushalten versorgt (vgl. BMFSFJ 2001, S. 81 f.). Hochrechnungen zur demografischen Entwicklung zufolge vergrößert sich der Anteil pflegebedürftiger Menschen in der Gesamtbevölkerung bis 2020 um die Hälfte (vgl. *Schulz/Leidl/König* 2001, S. 12). Dem sich ableitenden quantitativen Wachstum ambulanter Pflegearrangements stehen bislang unterentwickelte Unterstützungssysteme gegenüber, die in dieser Form nicht in der Lage sein werden, die – oftmals problemgeneigte[1] – häusliche Pflege auf einem akzeptablen Qualitätsniveau abzusichern (*Schaeffer* 2002a, S. 29).

Den **erforderlichen Kurswechsel** beschreibt *Ewers* als das Ablösen kurzzeitiger und episodenhafter Interventionen der Professionellen durch dauerhaft wirksame Unterstützungsmaßnahmen zur Erhöhung des Selbstmanagements und der Selbstkontrolle (vgl. 2001, S. 24). In diesem Zusammenhang müssen sich Information, Anleitung und Beratung als zentrales Leistungsangebot im Sinne einer Querschnittsaufgabe aller an der Gesundheitsversorgung beteiligten Disziplinen etablieren. Professionell Pflegenden kommt diesbezüglich eine besondere Verantwortung zu, da sie dem Pflegebedürftigen und seinen Angehörigen über weite Strecken des Krankheitsverlaufes am nächsten stehen und damit in der Lage sind, die notwendigen Umstellungs- und Anpassungsleistungen einzuschätzen (vgl. *Ewers* ebd.).

---

[1] *Gräßel* geht davon aus, dass bei 57 % der Pflegepersonen ein dringender Entlastungsbedarf besteht (vgl. 1997, S. 5).

Bislang ist es im stationären Bereich nicht gelungen, Pflegeberatung als zentrale Unterstützungsleistung zur Vorbereitung und Festigung häuslicher Pflege zu etablieren (vgl. Kap. 1.2.2). Beratungsleistung wird viel zu selten angeboten und stößt zudem auf erhebliche Akzeptanzprobleme. Im ambulanten Sektor gehört sie inzwischen zum Kanon finanzierter Pflegeleistungen, wenngleich sie nach wie vor gekennzeichnet ist durch ihre mangelnde Reichweite, erschwerte Erreichbarkeit, qualitativ-inhaltliche Schwächen, unzureichende Bedürfnis- und zu starke Leistungsorientierung (vgl. *Roth* 2001, S. 113 ff. und *Schubert-Hadeler* 2002, S. 88 ff.). Es ist davon auszugehen, dass die beschriebenen konzeptionellen Defizite hinsichtlich bestehender Beratungsangebote im stationären und ambulanten Versorgungsbereich eine adäquate Unterstützung ambulanter Pflegearrangements verhindern.

Die Versorgung Pflegebedürftiger in Privathaushalten verbindet sich häufig für die pflegenden Angehörigen mit differenzierten Problemaufschichtungen im physischen, psychischen, sozialen und ökonomischen Bereich (vgl. *Gräßel* 1997, S. 94 ff.). Unterschiedliche Autoren haben diese **Belastungssituationen pflegender Angehöriger** untersucht und beschrieben (vgl. *Gräßel* ebd., *Beek* 1996 und *Knipscher* 1986, zit. in *Brünz* 1998, *Thomas/Wirnitzer* 2003, S. 105, *Hedtke-Becker* 1990, S. 28 ff. und *Georg/Georg* 2003, S. 84 ff.). Zusammenfassend lassen sich folgende Risikofaktoren benennen, die zur Überforderung und Gefährdung der eigenen Gesundheit und folglich zur Destabilisierung des ambulanten Pflegearrangements führen:
- Einer komplexen Pflegesituation stehen teilweise erhebliche Informationsdefizite über die Folgen von Hilfs- und Pflegebedürftigkeit, pflegerische Maßnahmen und vorhandene Hilfemöglichkeiten (Ansprüche in Leistungsgesetzen, professionelle Pflegeangebote, entlastende Trage- und Hebetechniken, technische Hilfen und Pflegehilfsmittel) gegenüber.
- Soziale Isolation und fehlende gesellschaftliche und innerfamiliäre Anerkennung führen zur ausschließlichen Zuständigkeit für die Versorgung des Pflegebedürftigen. Ungenügende Ruhepausen, häufig unterbrochener Nachtschlaf, fehlende Erholungsurlaube und mangelnde Privatsphäre bedingen eine defizitgeneigte Selbstpflege der Pflegeperson.
- Emotionale Belastungen der Pflegeperson und des Pflegebedürftigen (zu hohe eigene Erwartungshaltung, Angst, Scham, Frustration über veränderte Lebensplanung, Aggressivität, Schuldgefühle) und sich ableitende Überlastungssituationen werden zu Konfliktpotenzialen innerhalb der Pflegebeziehung aufgestaut und außerhalb der Pflegebeziehung nicht wahrgenommen.

Betrachtet man diese Problembehaftung häuslicher Pflegearrangements und den nachweislich bestehenden Beratungsbedarf der pflegenden Angehörigen[2] (vgl. *Seidl/Walter* 2000, S. 55 ff.), ergibt sich ein unübersehbarer Handlungsbedarf, was die Etablierung niederschwelliger Angebote von Pflegeberatung – auch und gerade innerhalb der stationären Primärversorgung – anbelangt.

Die Wirksamkeit dieser Angebote ist abhängig von ihrer **konzeptionellen Reife**. Entscheidende Faktoren sind neben der Niederschwelligkeit eine Orientierung an den vorherrschenden Unterstützungsbedürfnissen, ein frühes Einsetzen der Beratung und die Unabhängigkeit des Pflegeberaters (vgl. *Schubert-Hadeler* 2002, S. 107).

1.2.2 Aus der Perspektive der Professionalisierung

Pflegeberatung aus der Perspektive der Professionalisierung zu diskutieren führt unweigerlich in ein Spannungsfeld zwischen Anspruch und Wirklichkeit.

Auf der einen Seite existieren in der **pflegewissenschaftlichen Literatur** klare Voten für Pflegeberatung als originäre Aufgabe der Pflege (vgl. *Rennecke* 2000, S. 6, *Ewers* 2001, S. 26 und *Görres/Böckler* 2004). Nach *Benner* ist Beratung Bestandteil professioneller Pflegepraxis. In ihrem Stufenmodell pflegerischer Kompetenz beschreibt sie fünf Leitgedanken der beraterischen Tätigkeit (vgl. 1984, S. 90 ff.):
- Unterstützung zur Bewältigung und Integration von Krankheit oder Behinderung
- Mobilisierung von Kräften zur Genesung
- Motivation zur Übernahme von Verantwortung
- Erhalt der Selbstbestimmung
- Aktive Einbeziehung der Lebenswelt

Innerhalb der Theorieentwicklung formiert sich aktuell ein zusätzliches Themenfeld mit dem Ziel, Pflegeberatung als neues (oder neu wahrgenommenes), abgrenzbares Arbeitsfeld der Pflege zu fundieren. Es werden theoretische Ansätze, Methoden, Zielgruppen und Handlungsfelder aus unterschiedlichen Denkschulen diskutiert (vgl. Kap. 2.2).

---

[2] In der Studie von *Seidl* und *Walter* wurden Patienten nach ihrer Entlassung aus dem Krankenhaus befragt, um ihren Informationsstand und bestehende Informationsbedürfnisse zu erfassen. Die aufgezeigten Mängel beziehen sich vorwiegend auf Informationen, die die Bereiche »Pflegeorganisation« und »Pflegefertigkeiten« berühren (vgl. 2000, S. 55 ff.).

Ferner werden Bemühungen seitens der **Gesetzgebung** deutlich, Pflegeberatung innerhalb der professionellen Pflegepraxis zu etablieren und hierfür notwendige strukturelle Rahmenbedingungen zu schaffen. An erster Stelle ist hier die Novellierung des Krankenpflegegesetzes (KrPflG) im Jahr 2003 zu nennen. Die Ausbildungsziele (vgl. § 3 KrPflG, Absatz 2) berücksichtigen den Aspekt der Beratung und finden ihre Entsprechung in den Curricula der deutschen Krankenpflegeausbildung (KrPflG ebd.):

»Die Ausbildung für die Pflege nach Absatz 1 soll insbesondere dazu befähigen, die folgenden Aufgaben eigenverantwortlich auszuführen: ... Beratung, Anleitung und Unterstützung von zu pflegenden Menschen und ihrer Bezugspersonen in der individuellen Auseinandersetzung mit Gesundheit und Krankheit.«

Eine stärkere Auseinandersetzung mit beratenden Tätigkeiten wurde zudem 1995 durch die Einführung der Pflegeversicherung angestoßen. Der Pflege wird im elften Sozialgesetzbuch (SGB XI) eine eigenständige Beratungskompetenz zugesprochen und ein Beratungsauftrag für die Leistungsträger formuliert (vgl. §§ 37, 38 und 45 SGB XI).

Andererseits werden **beratende Tätigkeiten durch die Pflege** weiterhin *»punktuell, unstrukturiert, unreflektiert durchgeführt und nicht dokumentiert«* (*Bösing/ Lang/Zegelin-Abt* 2001). Beratung wird nicht als offizieller pflegerischer Arbeitsauftrag, eher als private Zusatzleistung wahrgenommen (vgl. *Knelange/Schieron* 2000). Ursächlich wird zum einen das Berufsverständnis von einer körperbezogenen oder assistierenden Pflegetätigkeit vermutet (vgl. *Müller-Mundt/Schaeffer* 2001, S. 231). Zum anderen werden fehlende Kernkompetenzen verantwortlich gemacht, die zu Verunsicherung und Überforderung in und schließlich zur Vermeidung von Beratungssituationen führen (vgl. *Knelange/Schieron* ebd. und *Jacob* 2004, S. 152 ff.).

In der Folge werden pflegespezifische Beratungsaufgaben durch **andere Berufsgruppen** wahrgenommen. Insbesondere innerhalb der methodisch geschulten Kliniksozialarbeit werden fachliche Fragmente aus der Pflege erschlossen, um diese dann innerhalb einer professionell durchgeführten Beratung dem wahrgenommenen Bedarf gegenüberzustellen (vgl. *Ewers* 2001, S. 27). Es ist zu hinterfragen, inwieweit dieses Vorgehen dem tatsächlichen Bedarf an professioneller Pflegeberatung entspricht. Der Ausweg aus dem aufgezeigten Dilemma scheint über Fort- und Weiterbildungsstrategien in Verbindung mit Aufklärungsarbeit erreichbar zu sein.

Abschließend ist festzustellen, dass der sich abzeichnende Trend zur **Neubewertung** der Pflegeberatung die Pflege vor große Herausforderungen, aber auch vor große Chancen stellt (vgl. *Schieron* 2003). Die Herausforderung liegt darin, sich einem professionellen Verständnis von Beratung zu stellen und diesen professionellen Anspruch auch zu erfüllen. Die Chance liegt darin, auf diese Weise ein professionelles Selbstverständnis zu entwickeln und auch zu behaupten.

1.3 Inhaltliche Ausrichtung der Pflegeberatung

1.3.1 Nutzen eines inhaltlichen Orientierungsrahmens für die Pflegeberatung

Eine inhaltliche Systematik für die Pflegeberatung unterstützt die einzelnen **Beratungsphasen** hinsichtlich ihrer themenbezogenen Ausgestaltung. Modellhaft dargestellt lässt sich ein übergreifend formulierter Orientierungsrahmen als Rasterfolie über die einzelnen, sicher nur in der Theorie isoliert ablaufenden Phasen der Beratung legen. Über den einzelnen Schritte der Bedarfserhebung, Planung, Ausgestaltung und Evaluation von Beratung liegen inhaltliche Kategorien, die eine strukturierte Denk- und Vorgehensweise ermöglichen.

Es ist davon auszugehen, dass die Verinnerlichung einer systematischen Denkstruktur bzgl. relevanter Beratungsinhalte in einem ersten Schritt eine differenzierte Bedarfsermittlung erleichtert. Den individuellen Bedarf an Informationen und Unterstützung situationsangemessen einzuschätzen und zu benennen, ist wiederum Voraussetzung für eine konkrete Zielbestimmung in Verbindung mit der Abgrenzung vorrangiger Beratungsschwerpunkte. Neben einer strukturierten Bedarfsanalyse und Planung kann mittels eines inhaltlichen Orientierungsrahmens auch eine systematische Auswertung und Dokumentation des Beratungsgeschehens umgesetzt werden.

Über die Ebene des Beratungsprozesses hinaus lassen sich vier weitere Nutzungsbereiche ableiten. Zunächst wirkt die klare Abgrenzung inhaltlicher Schwerpunktbereiche der Pflegeberatung den definitorischen Unsicherheiten bzgl. des **Beratungsauftrages** professionell Pflegender entgegen. Ein Mandat zur Pflegeberatung kann durch das Vorhandensein konkreter Unterstützungs- und Beratungsbedarfe belegt werden, und entzieht sich damit den nach wie vor bestehenden Begründungszwängen gegenüber anderen Berufsgruppen.

Die modellgestützte Herangehensweise an komplexe Beratungssituationen erleichtert den Einstieg in die Beratungspraxis erheblich. Vor diesem Hintergrund ist eine Erweiterung theoretischer Pflegeberatungsmodelle um inhaltlich übergreifende Aspekte eine wichtige Grundlage für die **Qualifikation zukünftiger Berater** in der Pflege. In diesem Sinne fördert ein inhaltlicher Orientierungsrahmen auch die angestrebte Strukturqualität im zu verändernden Entlassungsmanagement.

Eine Zusammenfassung der bisher formulierten Anwendungsbereiche erlaubt den Rückschluss auf Auswirkungen im Bereich der pflegerischen **Qualitätsentwicklung**. Es ist davon auszugehen, dass die Ergebnisqualität pflegerischer Beratungsarbeit abhängig von den Fähigkeiten des Beratenden ist, den individuellen Bedarf an Informationen und Unterstützung einzuschätzen und diesem durch gezielte Beratungsangebote zu entsprechen. Wie bereits dargestellt wird dieser Prozess durch eine geeignete Systematik im Sinne eines Leitfadens gestützt.

Ein inhaltlicher Orientierungsrahmen für die Pflegeberatung fördert zudem die Transparenz und Nachvollziehbarkeit des Beratungsgeschehens. Beratungssituationen und Verläufe werden vergleichbar und hinsichtlich erzielter Effekte messbar. Auf diese Weise leitet sich ein Nutzen für die **Theorieentwicklung** innerhalb des noch relativ unerforschten Aufgabengebietes der Pflegeberatung ab.

1.3.2 Übersicht und Analyse der relevanten Fachliteratur

Während der Auseinandersetzung mit der inhaltlichen Ausrichtung von Pflegeberatung unter Zuhilfenahme der deutschsprachigen Fachliteratur[3] verdeutlichen sich bestehende Entwicklungspotenziale innerhalb dieses noch jungen Arbeitsfeldes in der Pflege. Nur sehr vereinzelt wird im Rahmen **pflegewissenschaftlicher Veröffentlichungen** Stellung genommen zur inhaltlichen Ausgestaltung von Pflegeberatung (vgl. *Ewers* 2001, S. 24 und *Zegelin-Abt* 2003b). Nahezu alle Darstellungen sind eher allgemein formuliert und finden ihren Konsens in folgenden Beratungsschwerpunkten (vgl. *Brunen/Herold* 2001, S. 89, *Wolf* 2000, *Steimel* 2003, S. 62 und *Dörpinghaus et al.* 2004, S. 200):

- Beratung zu Hilfsmittelbeschaffung und Hilfsmittelgebrauch
- Beratung in sozialrechtlichen Fragen und zu finanziellen Hilfen
- Beratung zu Entlastungsmöglichkeiten pflegender Angehöriger
- Beratung zu pflegerischen Methoden und Techniken
- Beratung zu präventiven Maßnahmen und Prophylaxen

Die Reihenfolge entspricht der Rangfolge der Themenkomplexe nach *Steimel* (vgl. ebd.). In seinen Ausführungen bezieht sich der Autor auf die Häufigkeitsverteilung entsprechender Beratungsinhalte im Rahmen eines individuellen Schulungs- und Beratungsangebotes des *Katholischen Krankenhauses Hagen GmbH*.

Außerhalb der pflegewissenschaftlichen Literatur beleuchtet *Buijssen* aus der **psychologischen Perspektive** die Beratung pflegender Angehöriger. Vor dem Hintergrund aufgezeigter Problemlagen pflegender Angehöriger und langjähriger

---

[3] Deutschsprachige Übersetzungen sind eingeschlossen.

persönlicher Erfahrungen als Psychogerontologe reflektiert *Buijssen* unterschiedliche Beratungsschwerpunkte in der Angehörigenarbeit und fasst diese zu Komplexen zusammen (vgl. 1997, S. 66 ff.):
- Informationen über die Krankheit und ihre Folgen
- Hilfe beim Erlernen von Fertigkeiten für die Pflege
- Informationen über das Gesundheitswesen,
- Unterstützung beim Umgang mit Spannungen in der Familie
- Hilfe bei der Aufrechterhaltung einer guten Beziehung mit dem zu Pflegenden
- Vernünftige Forderungen an sich selbst stellen
- Hilfe beim Erlernen assertiver Verhaltensweisen
- Den Betreuenden lehren, auch für sich selbst zu sorgen
- Hilfe beim Problemlösen

Wenngleich die zugrundeliegende Schulverortung nicht ausreichend die pflegewissenschaftliche Perspektive transportiert, fühlt sich diese Übersichtsarbeit doch sehr sensibel in das Beziehungsdreieck »Pflegebedürftiger – Angehöriger – Berater« ein und ist damit von erheblicher Bedeutung für entsprechende Beratungssituationen in der Pflege.

Das von den Ersatzkassen und ihren Verbänden vorgelegte »*Rahmenkonzept zur Pflegeberatung*[4]« verkörpert den aufgestellten **Handlungsrahmen des Gesetzgebers**. Die Konzeption wurde als Orientierungshilfe entwickelt, die die Beratungsaufgaben in der Versorgung Pflegebedürftiger unterstützen soll (vgl. *VDAK/AEV* 2000, S. 8 ff.). In der Übersicht werden über die Leistungen der Pflegeversicherung hinaus alle im Zusammenhang mit Pflegebedürftigkeit relevanten Leistungen und Hilfeangebote aufgezeigt und verknüpft.

Die inhaltliche Gliederung dieses Rahmenkonzeptes orientiert sich zunächst an den Merkmalen der Pflegebedürftigkeit gemäß SGB XI (»*Ernährung, hauswirtschaftliche Versorgung, Körperpflege, Mobilität*«, ergänzt um »*soziale Bereiche des Lebens wahren*«). Es werden zudem zentrale Begriffe aus dem Bezugssystem Pflege erörtert (»*Pflege, Pflegekraft, Pflegeperson und Pflegeübergang*«). Darüber hinaus wird ein Bogen zum sozialrechtlichen Bereich gespannt (»*Antragsverfahren/Begutachtung, Auslandsleistungen, Behandlungsfehler, Betreuer/Pflegschaft*«). Innerhalb dieses begrifflichen Grundgerüsts werden verallgemeinerten Bedarfslagen vorwiegend strukturelle Maßnahmen zugeordnet. Die sich daran bindenden Empfehlungen erschöpfen sich im Heil- und Hilfsmittelbereich bzw. in Hinweisen zu Leistungsansprüchen und Leistungsträgern (vgl. *VDAK/AEV* ebd.).

---

[4] Der ausführliche Titel lautet: »*Rahmenkonzept der Ersatzkassen und ihrer Verbände zur Beratung der Pflegebedürftigen und ihrer Angehörigen (Pflegeberatung)*«.

Es ist davon auszugehen, dass dieser Gesetzeskompass für Laien und Professionelle ein hilfreiches Instrument darstellt, um die immer komplexer werdenden strukturellen Hilfesysteme im Gesundheitswesen zu durchdringen.

Gleichzeitig verdeutlicht diese Orientierungshilfe ein bestehendes Ungleichgewicht zwischen pflegewissenschaftlich formuliertem Anspruch und gesetzlich angestrebter Wirklichkeit von Pflegeberatung (vgl. *Schubert-Hadeler* 2002, S. 90 f. und *Klie* 1999, S. 193).

1.3.3 Übergreifende Orientierungsfunktion des Trajekt-Modells

Die inhaltliche Ausgestaltung einer individuellen Pflegeberatung sollte sich im Sinne des Beratungsprozesses (vgl. Kap. 2.2.2) am Bedarf der zu Beratenden orientieren. In der speziellen Situation der Vorbereitung bzw. Festigung eines ambulanten Pflegearrangements im Zusammenhang mit der bevorstehenden Entlassung empfiehlt der Expertenstandard Entlassungsmanagement (*DNQP* 2004, S. 52): »*...als übergreifenden Orientierungsrahmen zur Ermittlung der professionellen Unterstützungsaufträge folgende zentrale Dimensionen des Trajekt-Modells von Corbin und Strauss heranzuziehen. Diese beziehen sich auf*
- *die erforderlichen krankheits- und pflegebezogenen Bewältigungsarbeiten,*
- *die alltagsbezogenen Bewältigungsarbeiten und*
- *die biografischen Rekonstruktions- und psychosozialen Bewältigungsarbeiten der Patienten und Angehörigen.*

Darüber hinaus sind sowohl der Unterstützungsbedarf hinsichtlich der Selbstmanagementaufgaben als auch Erfordernisse, die sich bei der Koordination der Hilfeleistungen ergeben, zu berücksichtigen.«

Mit dieser Empfehlung bezieht sich die Expertengruppe auf die von *Höhmann* vorgeschlagene Anwendung des **Trajekt-Modells** zur Verbesserung der Schnittstellengestaltung. Die Autorin untersucht und belegt in ihrer Arbeit den Nutzen des Modells, insbesondere bei der Bewältigung von Schnittstellen als professionsübergreifende Orientierungshilfe (vgl. Kap. 2.3.2). Sie zeigt unterschiedliche Handlungsfelder (Ebenen) auf, in denen das Trajekt-Modell einen Beitrag zur Absicherung der institutionsübergreifenden Versorgungskontiniutät leisten kann (vgl. 2002, S. 166 f.).

Auf der Ebene der Interventionsplanung und -gestaltung ermöglicht ein Denken in den im Modell formulierten Zusammenhängen das Ableiten von Arbeitsaufgaben aus den Bewältigungserfordernissen der Patienten und Angehörigen. Ausgehend von den Bewältigungsarbeiten, die die Betroffenen im Umgang mit ihren Gesundheitseinschränkungen und den zu erwartenden Situationsänderungen zu

Tabelle 2: Aus den Bewältigungserfordernissen abgeleitete Unterstützungs- und Steuerungsarbeiten der an der Versorgung pflegebedürftiger Beteiligten.

Zentrale Unterstützungsarbeiten	• Krankheits- und pflegebezogene Schwerpunkte • Alltagsbezogene Schwerpunkte • Psychosoziale/biografiebezogene Schwerpunkte
Steuerungsarbeiten	• Auswahl-, Strukturierungs- und Koordinationsarbeit • Informationsarbeit • Beratungsarbeit

leisten haben, benennt das Trajekt-Modell zentrale **Unterstützungs-** und **Steuerungsarbeiten** (vgl. Tabelle 2), die einen Orientierungsrahmen vorgeben, innerhalb dessen sich die Aufgabenbereiche aller an der Versorgung beteiligten Berufsgruppen und Laien konkretisieren lassen (vgl. *Höhmann* ebd.).

Unterstützung durch Professionelle ist denkbar im Zusammenhang mit der neu aufgetretenen oder weiterbestehenden Krankheit bzw. der daraus resultierenden Pflegebedürftigkeit an sich. Darüber hinaus erfordert die Bewältigung von alltagsbezogenen Problemen ebenso einen qualifizierten Beistand, wie auch der Umgang mit psychosozialen Herausforderungen in der neuen Situation. Neben den genannten Unterstützungsleistungen ist es Aufgabe der Professionellen, den Betroffenen durch die Folgen seiner Gesundheitseinschränkung und durch sich daraus ergebende Situationsveränderungen zu führen. Im Vordergrund stehen lenkende, informierende und beratende Tätigkeiten.

Der Annahme folgend, dass identifizierte Unterstützungsschwerpunkte innerhalb des pflegerischen Entlassungsmanagements einen entsprechenden Beratungsbedarf an sich binden, lässt sich die These aufstellen, dass der vorgestellte Orientierungsrahmen auch auf die Systematisierung der Pflegeberatung anwendbar ist.

1.4 Ableitung des Forschungsziels und der Forschungsfragen

Die vorangestellten Überlegungen verweisen auf ein allgemeines **Dilemma** der Pflege, das sich auch im Aufgabenschwerpunkt der Pflegeberatung widerspiegelt. Auf der einen Seite erlebt die Beratung Pflegebedürftiger und pflegender Angehöriger insgesamt einen erheblichen Bedeutungszuwachs vor dem Hintergrund der dargestellten Entwicklungstendenzen.

Andererseits ist bislang nicht abschließend diskutiert, welchen Anteil professionell Pflegende innerhalb der benannten Beratungsleistung haben (vgl. Kap. 1.2.2). Dieses Spannungsfeld lässt sich teilweise begründen mit generellen

Ableitung des Forschungsziels und der Forschungsfragen

Hemmnissen im Professionalisierungsprozess (vgl. *Weidner* 1995, S. 330 ff.). Sicher ist dieses Dilemma aber auch der inhaltlichen Orientierungslosigkeit und den definitorischen Unklarheiten von Pflegeberatung geschuldet.

Dieses Buch widmet sich der Untersuchung der Pflegeberatung im Entlassungsmanagement als einem Segment im Spektrum pflegerischer Beratungsarbeit (vgl. Kap. 2.2.3). Als zentrales **Forschungsziel** lässt sich in diesem Zusammenhang die Entwicklung eines inhaltlichen Orientierungsrahmens für die Pflegeberatung im Entlassungsmanagement formulieren.

Die Ergebnisse einer umfassenden Literaturrecherche führten zu dem Schluss, dass es bislang nur wenige Systematisierungsversuche gibt, die konkreter die inhaltlichen Aspekte der pflegerischen Beratungsarbeit und ihre Positionierung im pflegerischen Entlassungsmanagement beschreiben.

Im Kapitel 1.3.3 wurde die **These** aufgestellt, dass der im Expertenstandard vorgestellte Strukturierungsansatz zur Bedarfseinschätzung nach den Dimensionen des Trajekt-Modells von *Corbin* und *Strauss* diese übergreifende Orientierungsfunktion übernehmen kann.

Um den zu entwickelnden Orientierungsrahmen zu fassen, ist es zunächst notwendig, sich mit den Begriffen »Pflegeberatung«, »pflegerisches Entlassungsmanagement« und »Trajekt-Modell« auseinander zu setzen (vgl. Kap. 2.1, 2.2. und 2.3). Darüber hinaus sind die Wechselbeziehungen zwischen diesen drei Elementen näher zu untersuchen (vgl. Abbildung 1). Dieser Herausforderung stellt sich der empirische Teil dieser Arbeit.

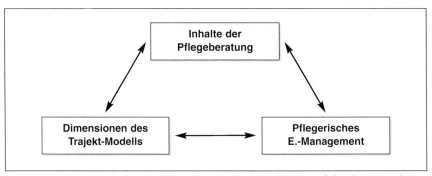

Abb. 1: Darstellung der Wechselbeziehungen zwischen den zentralen Begriffen im Untersuchungsfeld.

In Abbildung 1 werden drei Beziehungspaare sichtbar. Zur Beschreibung der Zusammenhänge lassen sich drei **Forschungsfragen** und mehrere Unterfragen formulieren:

1. **Welche Inhalte sollten die Pflegeberatung im Entlassungsmanagement strukturieren?**
   1.1 Welche Schwerpunkte charakterisieren den Unterstützungsbedarf poststationär Pflegebedürftiger und ihrer Angehörigen zur Vorbereitung und Festigung ambulanter Pflegearrangements?
   1.2 Welche Beratungsinhalte lassen sich aus den bestehenden Unterstützungsschwerpunkten ableiten?

2. **Ermöglicht das Trajekt-Modell von *Corbin* und *Strauss* eine Systematisierung der Pflegeberatungsinhalte?**
   2.1 Wie lassen sich die ermittelten Beratungsinhalte sinnvoll verallgemeinern und in Komplexen zusammenfassen?
   2.2 Welche Beratungsinhalte sind welchen zentralen Dimensionen des Trajekt-Modells (krankheits- und pflegebezogenen, alltagsbezogenen und psychosoziale/biografiebezogenen Schwerpunkte) zuzuordnen?

3. **Wie fließen diese zentralen Beratungsdimensionen in das pflegerische Entlassungsmanagement ein?**
   3.1 In welcher Intensität und mit welcher Expertise sollten die unterschiedlichen Beratungsschwerpunkte die Vorbereitung und Festigung ambulanter Pflegearrangements unterstützen?
   3.2 In welcher Intensität werden die unterschiedlichen Beratungsschwerpunkte im praktizierten Entlassungsmanagement von welchen Professionen wahrgenommen?

Die Forschungsfragen sollen mittels empirischer Untersuchungen beantwortet werden. Dem Definitionsansatz von Pflegeberatung folgend (vgl. Kap. 2.2.2) werden Pflegeexperten befragt. Eine detaillierte Beschreibung der Methode und der Stichprobe ist dem empirischen Teil dieser Arbeit zu entnehmen (vgl. Kap. 3).

2 Theoretischer Bezugsrahmen

2.1 Theorie und Praxis des pflegerischen Entlassungsmanagements

2.1.1 Expertenstandard Entlassungsmanagement des *DNQP*

Das ***Deutsche Netzwerk für Qualitätsentwicklung in der Pflege*** (*DNQP*, Fachhochschule Osnabrück) entwickelt auf der Grundlage einer Förderung des *Bundesministeriums für Gesundheit und Soziale Sicherung* im Rahmen des Modellprogramms zur Förderung der medizinischen Qualitätssicherung fünf nationale Expertenstandards.

Der zweite Expertenstandard in der Pflege – der Expertenstandard Entlassungsmanagement – zielt auf eine Sicherung der Versorgungskontinuität und eine Förderung von abgestimmten Handlungsschemata der beteiligten Berufsgruppen. Dabei wird vorwiegend der Übergang vom stationären in den nachstationären Bereich betrachtet. Eine Ausweitung der Standardaussagen hin zu anderen Perspektiven (z. B. von ambulant nach stationär) hätte zu allgemeine Standardaussagen zur Folge gehabt (vgl. *DNQP* 2004, S. 46).

Die **wissenschaftliche Grundlage** des Expertenstandards sind eine umfangreiche Literaturanalyse und die Praxisexpertise von 14 Mitgliedern einer Expertenarbeitsgruppe. Innerhalb der Literaturrecherche wurden insbesondere randomisierte kontrollierte Studien mit hoher Evidenz aus dem angloamerikanischen Raum favorisiert. Die Recherche konzentriert sich auf den Zeitraum von 1990 bis 2001 und bearbeitet insgesamt 264 Quellen. Die Systematik der Methodik und die klar strukturierte inhaltliche Auswertung sind eine wertvolle Grundlage für jede weitere Arbeit innerhalb dieser Thematik. Die Konsentierung des Standards wurde in der zweiten Konsensus-Konferenzen (430 Teilnehmer) verhandelt. Die regelgeleitete Einführung des Expertenstandards wurde an 19 Kliniken im Rahmen eines Implementierungsprojektes bis Juni 2003 evaluiert.

Wichtige **Ansatzpunkte des Standards** sind die gezielte Vorbereitung der Patienten und ihrer Angehörigen auf die Entlassung sowie die Optimierung des Informationsaustausches zwischen den am Entlassungsprozess Beteiligten. Dabei berufen sich die Experten auf die zentrale Rolle der Pflegenden innerhalb der Entlassungsvorbereitung. Die Pflegenden arbeiten sehr intensiv mit den Patienten und Angehörigen zusammen und können daher koordinierende Aufgaben übernehmen. Gleichwohl wird darauf verwiesen, dass ein gelungenes Entlassungsmanagement nur in multidisziplinärer Zusammenarbeit zu erreichen ist (vgl. *DNQP* ebd.).

Theoretischer Bezugsrahmen

Grundsätzlich resümiert der Standard, dass Versorgungsbrüche bei der Entlassung gesundheitliche Risiken bergen und zu unnötigen Belastungen von Patienten und ihren Angehörigen sowie zu hohen Folgekosten führen. Die Experten des *DNQP* gehen davon aus, dass durch ein frühzeitiges Assessment und sich anschließende Beratungs-, Schulungs- und Koordinationsleistungen sowie eine abschließende Evaluation des Übergangs in die nachstationäre pflegerische Betreuung eine kontinuierliche Versorgung über die Entlassung hinaus vorbereitet und überprüft werden kann (vgl. 2004, S. 49 ff.). Weiterführend wird allerdings darauf hingewiesen, dass insbesondere bei komplexen Pflege- und Versorgungsarrangements eine Ausweitung der einrichtungsübergreifenden Regelungen notwendig wird.

Im Aufbau folgt der Expertenstandard den drei üblichen Dimensionen zur Qualitätsbewertung. Dargestellt über Struktur-, Prozess- und Ergebniskriterien werden sechs **Schritte im Entlassungsmanagement** beschrieben, die auf das Ziel einer bedarfsgerechten und kontinuierlichen Versorgung ausgerichtet sind (vgl. *DNQP* ebd.). In Abbildung 2 werden die einzelnen Schritte und Teilschritte zeitlichen Korridoren des Patientenpfades durch die Versorgungseinrichtung zugeordnet.

In der schematischen Verkürzung des Expertenstandards wird deutlich, dass dieser eine erste Einschätzung des zu erwartenden Unterstützungsbedarfs zeitnah zur Patientenaufnahme vorschlägt. Dieses erste Screening kann durch entsprechende Erhebungsinstrumente unterstützt und vereinfacht werden. Auf der Grundlage dieser Bewertung wird im Bedarfsfall ein weiteres, vertiefendes Assessment durchgeführt; auch dieses sollte durch geeignete Kriterienvorgaben strukturiert sein.

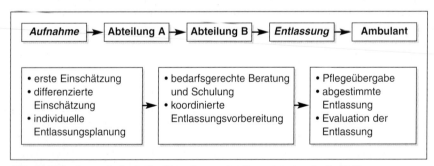

Abb. 2: Ablauforganisatorische Umsetzung des Expertenstandards Entlassungsmanagement.

In Abstimmung mit dem Patienten, seinen Angehörigen und kooperierenden Berufsgruppen wird in einem nächsten Schritt eine individuelle Entlassungsplanung angefertigt. Diese ist Arbeitsgrundlage für den gesamten Prozess der Entlassungsvorbereitung: Sie gibt einerseits Orientierung und schafft andererseits Verbindlichkeiten unter den Beteiligten.

Angepasst an den bestehenden Bedarf von Patient und Angehörigen wird eine Pflegeberatung angeboten. Zugleich wird die gesamte Entlassungsvorbereitung (Finanzierung, Hilfsmittelbeschaffung etc.) koordiniert. Die vom Standard empfohlene Pflegeübergabe zwischen den Pflegenden aus der Primärversorgung und den nachversorgenden Einrichtungen unterstützt die angestrebte lückenlose Weiterbetreuung im Sinne einer kontinuierlichen Patientenbetreuung.

Kurz vor der eigentlichen Entlassung sollte noch einmal der Umsetzungsgrad aller vereinbarten Planungsinhalte geprüft werden. Die abschließende Evaluation der erfolgten Entlassung komplettiert den standardisierten Entlassungsprozess.

Die **Anwendung des Standards** ist nur sinnvoll, wenn seine Handlungsleitlinien nicht als organisatorisches Regelwerk zur unmittelbaren Übertragung in das praktische Feld verstanden werden. Sie dienen vielmehr der Stabilisierung bereits vorhandener Organisationsformen der Patientenentlassung bzw. der Unterstützung reorganisierender Maßnahmen innerhalb dieser sensiblen Schnittstelle. Organisationsbezogene Veränderungen hin zu einem systematischeren Entlassungsmanagement erlangen durch die exzellente Evidenz dieses Instrumentes ein stabiles und kritikfähiges Fundament.

Die Bereitstellung erforderlicher Ressourcen (Besprechungszeit, berufliche Qualifikation, Medien zur Dokumentation und Informationsweitergabe), die Festlegung der hausinternen Verfahrensgrundsätze und die Schaffung eines geeigneten Kooperationsklimas im Haus werden als Voraussetzungen für eine erfolgreiche Implementierung des Expertenstandards gesehen (vgl. *DNQP* 2004, S. 46).

2.1.2 Systematik idealtypischer Überleitungskonzepte

Für die Bemühungen um eine Verminderung der Versorgungsbrüche an der Schnittstelle zwischen stationär und ambulant wird der Expertenstandard zukünftig richtungsweisend sein. Für die konkrete Umsetzung pflegebezogener Vernetzungsaktivitäten gibt es dennoch weiterhin große Spielräume.

Vor dem Hintergrund einer Analyse bisher angewandter **Konzepte** lässt sich jedes Überleitungskonzept hinsichtlich seiner Richtung, des Schnittstellenbewältigungsansatzes und des Vernetzungsgrades unterscheiden (vgl. Abbildung 3).

Theoretischer Bezugsrahmen

> **Richtung der Überleitung**
> (z. B. von stationär nach ambulant oder von stationär)
>
> **Grad der Vernetzungsaktivität**
> (multiprofessionelle und/oder einrichtungsübergreifende Vernetzung)
>
> **Ansatz zur Schnittstellenbewältigung**
> (mittelbarer oder unmittelbarer Überleitungsansatz)

Abb. 3: Modell zur Systematisierung idealtypischer Überleitungskonzepte.

Die **Richtung** zu unterscheiden ist denkbar einfach: Der Expertenstandard fokussiert klar die Richtung von stationär nach ambulant bzw. den Wechsel von stationär-akut nach langzeit-stationär. Aber auch einige wenige Konzepte für die Überleitung aus dem ambulanten Versorgungsfeld hin zur stationären Akutversorgung wurden im Sinne einer bilateralen Vernetzung entwickelt und bereits erprobt.

In der Literatur wird zwischen zwei **Grundtypen der Schnittstellenbewältigung** unterschieden (vgl. *Höhmann* 2002, S. 35 ff. und *Dangel* 2004, S. 17 ff.):

Der mittelbare Ansatz[5] ist gekennzeichnet durch eine weitere Schnittstelle zwischen stationärer und ambulanter Versorgung. Die Überleitung erfolgt indirekt. Informationen gelangen nicht direkt an den nachfolgenden Leistungserbringer. Die Hauptaufgaben der Schnittstellenbewältigung werden an spezielle Koordinationsinstanzen delegiert. Die Delegation von Aufgaben des Schnittstellenmanagements an Sozialarbeiter/Sozialpädagogen bildet das am weitesten verbreitete Modell dieser Schnittstellenbewältigung. Qualifikationsbedingte Kernkompetenzen der Sozialarbeit (Beratungskompetenzen, Fachkenntnisse über sozialrechtliche Belange und Verwaltungsabläufe) begründen traditionell diese etablierte Aufgabenzuweisung. Um auch bei komplexen pflegerischen Betreuungssituationen eine sachgerechte Überleitung in die häusliche Umgebung zu ermöglichen, werden zunehmend medizinisch-pflegerische Stabsstellen eingerichtet. Diese Entwicklung wird durch die zu erwartende Verweildauerverkürzung noch verstärkt. Eine wesentliche Aufgabe in Ergänzung zum sozialarbeiterischen Management ist die konkrete fallbezogene Pflegeberatung, die finanziell-organisatorische Belange zwar mit einschließt, darüber hinaus aber auch pflegeinhaltliche Themen bearbeitet. Kommunale Informations- und Beratungsstellen mit unterschiedlicher

---

[5] In der Literatur wird dieser Ansatz auch als indirekter oder zentraler Ansatz, delegierte Überleitung oder Koordinationsstelle bezeichnet.

Ausprägung des Aufgabenprofils sind ebenfalls innerhalb dieser Kategorie einzuordnen (vgl. *Höhmann/Müller-Mundt/Schulz* 1998, S. 345 ff.).

Mit der unmittelbaren Form der Vernetzung[6] werden bewusst zusätzliche Schnittstellen vermieden. Der Überleitungsgedanke wird in das professionelle Handeln der Pflegenden integriert. Ein direkter Kontakt zwischen den Beteiligten der stationären und ambulanten Versorgung ermöglicht einen optimalen Informationsfluss. Eine etablierte Form dieser Konzepte stellt die moderierte Übergabe- bzw. Sozialvisite dar (vgl. *Harms/Schwarz* 1998, S. 30 ff.). Die Überleitung direkt am Patientenbett zwischen ambulant und stationär Pflegenden unter Einbeziehung der Angehörigen im Sinne eines Perspektivenabgleichs der beteiligten Akteure wurde in vereinzelten Projekten zusätzlich durch eine ärztliche Entlassungsvisite ergänzt. Der Hausarzt und der Stationsarzt treffen sich am Patientenbett im Vorfeld der Entlassung (vgl. *Gill/Mantej* 1997, S. 376 ff.).

Das aus dem gerontopsychiatrischen Nachsorgebereich stammende Modell der Weiterversorgung der Patienten im häuslichen Umfeld durch Klinikpersonal (Übergangspflege) bildet den gedanklichen Ursprung aller Überleitungsansätze (vgl. *Böhme* 1985, S. 75 ff. und *Bach/Nikolaus* 1998, S.161 ff.). Aber auch im somatischen Bereich wurde dieser Ansatz insbesondere für Patienten mit komplexem nachstationären Versorgungsbedarf erprobt (vgl. *Liedtke/Schulz-Gögker* 1995, S. 24 ff.). Die als Hausarztmodelle bekannt gewordenen Konzepte der Krankenkassen in Kooperation mit den Kassenärztlichen Vereinigungen sind diesem direkten Ansatz ebenfalls zuzuordnen. Durch ein engmaschiges Betreuungskonzept, u. a. in Kooperation mit speziellen Pflegediensten, soll dem Patienten auch im Finalstadium der Erkrankung[7] ein Verbleiben in der häuslichen Umgebung ermöglicht werden (vgl. *Jazbinsek/Wischer/Woskanjan* 1994, S.59 ff.).

Der **Grad der Vernetzung** beschreibt neben der Richtung und dem Ansatz der Schnittstellenbewältigung das zugrundeliegende Konzept einer jeden Überleitungsaktivität. Er ist entscheidend von internen und externen Gegebenheiten beeinflusst.
Werden Versorgungsperspektiven in einem berufsübergreifenden Team (Pflegende, Ärzte, Sozialarbeiter/Sozialpädagogen, Therapeuten, Seelsorger) in Fallbesprechungen intern diskutiert, so besitzt dieses Überleitungskonzept einen multiprofessionellen Charakter (vgl. *Wingenfeld* 2002, S. 351 f.). Diese Arbeitsgruppen sind häufig als Qualitätszirkel formiert und an interne Qualitätskonzepte angebunden.

---

6 Diese Vernetzungsaktivitäten werden auch als direkter oder dezentraler Ansatz bezeichnet.
7 Insbesondere onkologische Patienten partizipieren von derart gelagerten Projekten.

Als einrichtungsübergreifend[8] verstehen sich Überleitungsaktivitäten, die sinnvoll regionale Versorgungsstrukturen vernetzen, indem sie sie in konkrete Informationssysteme (Pflegeüberleitungsbögen, Begleitbuch bei Pflegebedürftigkeit), Schulungsprogramme und Qualitätsvereinbarungen einbinden.

2.1.3 Beratung und Schulung im Entlassungsmanagement

Im praktischen Arbeitsfeld des pflegerischen Entlassungsmanagements nimmt Beratungs- und Schulungsarbeit als zentrale Aufgabe viel Raum in Anspruch. *Knelange* und *Schieron* identifizierten diesbezüglich zwei konkrete **Schwerpunktbereiche** (vgl. 2001, S. 158 ff.):

An erster Stelle steht die Beratung von Patienten und Angehörigen. Diese umfasst zum einen die Information über Versorgungsangebote, die Beantragung von Versicherungsleistungen und die Vermittlung des Kontaktes zu Leistungsanbietern. Darüber hinaus sichert sie für Patienten und Angehörige das Erlangen adäquater Informationen und den Erwerb notwendiger Handlungskompetenzen zur Bewältigung von Gesundheitsproblemen sowie von pflegerischen und therapeutischen Erfordernissen (vgl. *Wingenfeld* 2002, S. 360 und Kap. 1.2.1).

An zweiter Stelle steht die Beratung der Pflegenden und anderer Berufsgruppen (vgl. *Knelange/Schieron* ebd.). Die Schaffung eines Problembewusstseins in Verbindung mit der Vermittlung notwendiger Kernkompetenzen im Entlassungsmanagement stehen hier ebenso im Vordergrund wie die Koordination und Moderation der Patientenüberleitung über die Schnittstelle hinaus.

In Abhängigkeit vom angewandten Überleitungskonzept (vgl. Kap. 2.1.2) werden diese Beratungs- und Schulungsaufgaben in unterschiedlicher Weise in das Handeln der Professionellen integriert. Bezogen auf pflegerische Beratungs- und Schulungsanteile[9] lassen sich in Anlehnung an *Zegelin-Abt* vier **Formen der Umsetzung** (vgl. *Zegelin-Abt* 2003a, S. 111 ff.) unterscheiden:
- Als Mikroschulungen zusammengefasste kleine Lehr- und Lerneinheiten schulen immanent spezifische Fertigkeiten und Verhaltensweisen innerhalb der direkten pflegerischen Arbeit. Der Begriff »Mikro« zeigt, dass es sich um kurze und zumeist standardisierte Interventionen handelt. Ihr Einsatz bedingt

---

[8] Hier werden in der Literatur auch die Begriffe der externen Vernetzung bzw. Qualitätskonferenz verwendet.

[9] Die Organisationsbezogenen Schwerpunkte sozialarbeiterischer Beratungsarbeit sind eng mit den pflegebezogenen Beratungsschwerpunkten verwoben und nur theoretisch voneinander trennbar. Um dem thematischen Inhalt dieser Arbeit treu zu bleiben, können die organisationsbezogenen Aspekte allerdings nicht weiter vertieft werden.

nur mittelbar methodische Beratungs- und Anleitungskompetenzen über den grundlegenden, mitunter intuitiven Wissensschatz hinaus (vgl. *Zegelin-Abt* 2000).
- Patienten-Informationszentren ermöglichen Patienten und Angehörigen einen niederschwelligen Zugang zu Antworten auf allgemeine und spezielle Pflege- und Gesundheitsfragen bzw. zu Informationen über Hilfe- und Beratungsleistungen. Ein breit gefächertes Angebot an unterschiedlichen Medien (Videos, Broschüren, Internet) wird vorgehalten. Gegebenenfalls wird auf Anfrage die Sucharbeit der Patienten unterstützt (vgl. *Pinkert/Rennecke* 2000 und *Risse/Strohbücker* 1999).
- Qualifizierte Pflegende übernehmen Beratungs- und Schulungsaufgaben innerhalb ihres direkten Patienten- und Angehörigenkontaktes im Pflegeprozess. Die erzielte Verknüpfung von Fach- und Methodenkompetenz erweist sich hier ebenso als Vorteil wie die extreme Niederschwelligkeit dieser Angebote aufgrund einer bereits bestehenden Pflegebeziehung (vgl. *Thomas/Wirnitzer* 2001b und 2003).
- Zentralisierte komplexe Informations-, Schulungs- und Beratungsangebote (z. B. Stomaberatung, Beratung zu Palliativpflege, professionelle Pflegeberatung im Rahmen einer indirekten Überleitung), die thematisch stark spezialisiert in differenzierten Problemlagen zum Einsatz kommen, unterstützen durch hohes Fachwissen die notwendigen pflegerischen Beratungs- und Schulungsarbeiten (vgl. *Spiller et al.* 2003, S. 106 ff.).

Innerhalb der angewandten Praxis diverser Überleitungskonzepte existieren die dargestellten Beratungs- und Schulungsansätze selten isoliert voneinander. Erst die effektive Ausnutzung der vorhandenen Kombinationsspielräume ermöglicht ein qualitativ hochwertiges Beratungs- und Schulungsangebot der Pflege zur Absicherung der Versorgungskontinuität pflegebedürftiger Patienten.

2.2 Theoretische Grundlagen der Pflegeberatung

2.2.1 Beratungstheorien im Überblick

Der aktuelle Diskurs um eine pflegewissenschaftliche **Beratungstheorie** orientiert sich an psychologischen, pädagogischen und sozialwissenschaftlichen Beratungsansätzen und reflektiert dabei die unterschiedlichen Schulen vor dem Hintergrund zentraler Aspekte der Pflege[10].

---

[10] *Koch-Straube* benennt in diesem Zusammenhang folgende zentrale Begriffe: Leiblichkeit des Menschen, Leben zwischen Krankheit und Gesundheit, Lebenswelt und Kontextbezug, Biografieorientierung und Beziehung zwischen Pflegenden und Gepflegten (vgl. 2001, S. 100).

Theoretischer Bezugsrahmen

Der **psychologische Beratungsansatz** umspannt psychoanalytische, humanistische und verhaltenswissenschaftliche Konzepte. Im traditionellen psychologischen Beratungsverständnis stehen die Identifizierung und Therapie individueller emotionaler Defizite, Verhaltensprobleme bzw. psychischer Störungen im Vordergrund. Ein logisch orientiertes, durch vorgegebene Methoden determiniertes Vorgehen blendet Lebensweltbedingungen aus und löst sich damit vom klassischen Beratungsbegriff (vgl. *Sieckendieck/Engel/Nestmann* 2002, S. 45 ff.).

Der zu beobachtende Wandel im Verständnis von psychologischer Beratung folgt dem Leitgedanken, nicht direkt auf eine Verhaltensmodifikation abzuzielen. Vielmehr sollte Beratung durch die Bereitstellung von Informationen und Fachwissen Entscheidungs- und Orientierungshilfen erteilen. Dem Klienten werden auf diese Weise Einsichten und Einstellungsänderungen ermöglicht, die ihn dabei unterstützen, seinen individuellen und sozialen Problemsituationen konstruktiv zu begegnen (vgl. *Sieckendieck/Engel/Nestmann* 2002, S. 16).

Dem **pädagogischen Beratungsverständnis** folgend hat sich Beratung als eigenständige pädagogische Handlungsform etabliert, um den Herausforderungen einer erhöhten Entscheidungsverantwortung aufgrund von Liberalisierungen und damit verbundenen umfangreicheren Wahlmöglichkeiten zu begegnen (vgl. *Sieckendieck/Engel/Nestmann* 2002, S. 37).

Ausgangspunkt einer Beratung ist die Frage des Ratsuchenden, die in der Regel der Vorbereitung einer Entscheidung oder Handlung dient. Als offene Kommunikation gestaltete Beratung leistet darauf aufbauend kritische Aufklärungsarbeit durch das Vermitteln von Informationen, Orientierungen und Handlungsabläufen. Sie stellt eine konstruktive Distanz zum Beratungsgegenstand her und ermöglicht auf diese Weise eine objektive Betrachtung und rationale Analyse des thematisierten Sachverhaltes als Voraussetzung für eine angestrebte fundierte Entscheidung oder Handlung (vgl. *Mollenhauer* 2001, S. 118 f.). Nach *Mollenhauer* (vgl. ebd.) ist die pädagogische Beratung weniger als herausgelöste Intervention im Erziehungsprozess zu verstehen. Vielmehr sind Beratungsanlässe in ihrer Vielfalt innerhalb des pädagogischen Gesamtauftrages zu finden und erfordern häufig ein spontanes Reagieren und Kommunizieren.

Der **sozialarbeiterische Beratungsansatz** bezieht sich auf Problemlagen von Individuen und Gruppen in und mit ihrer sozialen Umwelt (vgl. *Sieckendieck/Engel/Nestmann* 2002, S. 17 f.). Dieses Beziehungsgeflecht schließt die unmittelbare soziale Umgebung (Familie, Verwandtschaft, Freunde, Beruf oder Schule) und ebenso die mittelbare Erlebenswelt gesellschaftlicher Bedingungen ein (sozioökologische Sichtweise). Klient und Berater treten unter den Prämissen der Freiwilligkeit und des gegenseitigen Vertrauens in einen Einigungs- und Aushandlungsprozess, der aus den zentralen Phasen der Problemerkenntnis, der Suche nach Auswegen und der Erschließung von Ressourcen (vgl. Thiersch 1997, S. 99 ff.) besteht. Ausdrücklich verweist *Thiersch* auf den hierfür erforderlichen Lebensweltbezug (S. 103):

»Soziale Beratung bezieht sich auf die Klärung und Aushandlung von möglichen, im Lebensfeld auftauchenden Schwierigkeiten. Sie bezieht sich nicht nur auf psychische Probleme, auf die Klärung von Kommunikation und Wollen oder die Verarbeitung von Erlebnissen, sondern auch auf das Regeln der materiellen und sozialen Strukturen und der das Leben bestimmenden Verquickungen und Kleinigkeiten im Alltag.«

Dieses Zitat zeichnet in aller Deutlichkeit den starken Gegensatz zum psychologischen Beratungsverständnis nach. Gleichzeitig lassen sich Parallelen zum psychosozialen Ansatz finden.

Nach *Sieckendieck/Engel/Nestmann* setzt der **psychosoziale Beratungsansatz** psychische und soziale Befindlichkeiten der Klienten in Verbindung zu sozialen Lebens- und Umweltbedingungen. Gesellschaftliche Ansprüche, Normen und Werte werden in ihrem Zusammenhang mit persönlichen Bedürfnissen, Motivationslagen und Handlungsweisen betrachtet. In diesem Wechselspiel begründete Widersprüche und daraus resultierende Belastungen und Einschränkungen für die Betroffenen stehen im Mittelpunkt der psychosozialen Beratung (vgl. 2002, S. 19 f.).

Der Klient wird zunächst durch den Berater befähigt, zwischen gesellschaftlichen Anforderungen und Normen und eigenen Bedürfnissen und Motivationen zu unterscheiden, um auf diese Weise die erlebten Unvereinbarkeiten zu reflektieren. Vor dem ausgeleuchteten Hintergrund der wahrgenommenen Belastungen werden nun belastungsmindernde Handlungsfertigkeiten erschlossen. Damit setzt der psychosoziale Beratungsansatz am Konzept der Ressourcen an. Neben den persönlichen Fähigkeiten und Kompetenzen werden Ressourcen auch in jenen Merkmalen der sozialen und materiellen Umwelt gesucht, die Entfaltungsmöglichkeiten und Bewältigungspotentiale bereitstellen (vgl. *Nestmann* 1997, zit. in *Sieckendieck/Engel/Nestmann* ebd.). *Nestmann* konstatiert, dass Betroffene[11] Unterstützung durch Beratung suchen, wenn:
- sie ihre Ressourcen ausweiten oder besser einschätzen und nutzen möchten,
- eigene Ressourcen oder Ressourcen der sozialen oder materiellen Umwelt verloren zu gehen drohen oder
- persönliche oder Umweltressourcen schon abhanden gekommen sind oder fehlen.

---

11 Der Begriff schließt Einzelpersonen, Familien und Gruppen gleichermaßen ein.

Im Vordergrund eines solchen Beratungsverständnisses stehen die Analyse bestehender, die Erschließung und Prüfung neuer und Sicherung erodierender Ressourcenpotenziale.

Um der **Pflegeberatung** ein theoretisches Fundament zu gießen, bedarf es – wie bereits angedeutet – einer differenzierten Prüfung der vorgestellten Ansätze und deren Kombinationsmöglichkeiten hinsichtlich ihrer Anwendbarkeit auf die spezielle Situation der pflegerischen Praxis.

In der aktuellen Diskussion werden insbesondere Ansätze favorisiert, welche die Aspekte der Lebensweltorientierung und Leiborientierung[12] mit sozialwissenschaftlichen Konzepten kombinieren (vgl. *Schubert-Hadeler* 2002, S. 78 ff. und *Koch-Straube* 2001, S. 111 ff.).

2.2.2 Definition und Prozess der Pflegeberatung

Um Pflegeberatung als **originäre Aufgabe** der Pflege zu definieren, ist es zum einen notwendig, allgemeine Wesenszüge von Beratung zu ermitteln und dabei Abgrenzungen zu verwandten Aktivitäten vorzunehmen. Zum anderen gilt es, die zentralen Merkmale unterschiedlicher Beratungssituationen im Handlungsfeld der Pflege einer Verallgemeinerung zuzuführen. Mit Hilfe des ermittelten kleinsten gemeinsamen Nenners lässt sich dann das Spezifische der Pflegeberatung in einer allgemeingültigen Definition festhalten.

Als allgemeine **Grundvoraussetzung** einer Beratung kann eine Konfliktsituation struktureller oder akut bedrohlicher Art angesehen werden. Die Einsicht des Betroffenen in die eigene Unfähigkeit, diese Situation zu lösen erzeugt einen Beratungsbedarf. Dieser wiederum ebnet unter Umständen den Schritt in die Beratungssituation im Sinne eines problembezogenen Austauschs mit einem anderen Menschen (vgl. *Eck* 1993, S. 17 ff.).

Neben dem zentralen Element der Problemlösung (*Norwood* 2002, S. 42) werden nach *Zegelin-Abt/Huneke* alle Beratungsdefinitionen durch die Merkmale Freiwilligkeit, Beziehung, Hilfsbedürftigkeit des Betroffenen bei gleichzeitiger Professionalität des Beraters und zeitliche Begrenzung der Beratungsbeziehung getragen (vgl. 1999).

---

[12] Der Begriff der Leiborientierung unterstreicht die Einigkeit von Körper, Geist und Seele und damit die holistische Dimension von Pflegeberatung (vgl. *Koch-Straube* 2001, S. 111).

In Anlehnung an *Schein* (zit. in *Zegelin-Abt/Huneke* ebd.) lassen sich drei **Grundmodelle** von Beratung zusammenfassen (vgl. Tabelle 3). Der qualifizierte Berater ist in der Lage, situations- und klientenabhängig das geeignete Modell auszuwählen und auf der entsprechenden Ebene die Beratung zu führen.

Ist es dem Patienten bzw. Angehörigen bereits vor der Beratung gelungen, sich mit dem Problem auseinander zu setzen und sich darüber hinaus Lösungsansätze zu erschließen, so ist es die vordergründige Aufgabe des Beraters, Informationen anzubieten und geeignete Lösungen zu vertiefen.

Übernimmt der Berater die Entschlüsselung des Problems (im Sinne einer Diagnosestellung) und bietet auf der Grundlage der eigenen Expertise Lösungsalternativen an (im Sinne eines Therapievorschlags), so gibt der Beratene vorübergehend seine Autonomie auf. Diese wird zurückgegeben durch das Recht des Betroffenen, abschließend über die Annahme der Lösungen zu entscheiden. Aufgrund der klassischen Konstellation und Handlungsfolge wird dieses Beratungsmodell mit der Arzt-Patienten-Interaktion verglichen.

Tabelle 3: Grundmodelle der Beratung nach *Zegelin-Abt/Huneke* in Anlehnung an *Schein*.

Beratung als Beschaffung von Informationen und Professionalität	• Dem Klienten sind Problem und Lösungsansatz bekannt. • Der sachkompetente Berater beschafft die entsprechenden Informationen und konstruiert adäquate Lösungen.
Beratung im Rahmen der Arzt-Patient-Hypothese	• Der Klient leidet unter einem Problem, welches ihm bewusst ist, er kann aber weder die Ursachen noch einen Lösungsansatz erkennen. • Der Berater übernimmt das Problem, entschlüsselt verantwortlich die Ursache und schlägt eine angemessene Lösung vor (vorübergehende Abhängigkeit des Klienten). • Der Klient kann darauf hin die Lösung ablehnen oder anwenden (zurück erlangte Unabhängigkeit).
Das Prozess-Beratungs-Modell	• Der Klient hat ein Problem, dessen klare Erfassung ihm jedoch nicht ohne Hilfe möglich ist. • Der Berater hilft dem Klienten bei der Wahrnehmung und richtigen Interpretation der prozesshaften Ereignisse seiner Umwelt und erarbeitet mit ihm angemessene Bewältigungsstrategien. • Während des ganzen Prozesses bleiben sowohl das Problem als auch die Verantwortung beim Klienten.

Professionelles Beraterverhalten vor dem Hintergrund methodischer Kenntnisse und sozialer Kompetenzen (vgl. Kap. 2.2.4) ist erforderlich, um vom Betroffenen unreflektierte Probleme sichtbar und begreifbar zu machen. Ziel ist es, den Beratenen bei der Vorbereitung einer angemessen Lösung zu unterstützen. Die Hauptverantwortung für das Problem trägt in allen Phasen der Betroffene selbst. Auf diese Weise ist die Schwelle zum letzten wichtigen Schritt – die professionell begleitete Umsetzung der gefundenen Lösungsstrategien – niedriger.

Information, Anleitung, Schulung und **Beratung** werden häufig semantisch unspezifisch verwendet und führen damit in einen begrifflichen Dschungel angewandter Methoden. Wenngleich Informieren, Anleiten und Schulen anteilig die Beratung ausgestalten oder in eine Beratungssituation überleiten kann (vgl. *Koch-Straube* 2001, S. 82), so erschöpft sie sich jedoch nicht darin. Die unterschiedlichen Ansätze sind klar abzugrenzen (vgl. *Zegelin-Abt* 2003a, S. 103 f. und *Thomas/Wirnitzer* 2003, S. 107):
- Information: gezielte fachliche Mitteilung, die Bereitstellung verschiedener Medien oder die Vermittlung relevanter Adressen in einem offenen Angebot
- Anleitung: Vermittlung praktischer Fertigkeiten
- Schulung: zielorientiertes, strukturiertes und geplantes Vermitteln von Wissen und Unterstützung von adäquatem Verhalten
- Beratung: ergebnisoffener, dialogischer Prozess, in dem eine individuelle und bedürfnisgerechte Problemlösung vorbereitet wird

Nach *Norwood* ist professionelle Beratung immer durch drei zentrale **Merkmale** gekennzeichnet: das Kundensystem (Parteien, die in einem Beratungsprozess involviert sind: Berater, Beratener, Kunde und Interessent), der Gegenstand des Interesses sowie die Rolle und Verantwortlichkeit (Kompetenzen) des Beraters (vgl. 2002, S. 42 ff.).

Die unterschiedlichen Anlässe und Settings von Pflegeberatung im Blick lassen sich die genannten Merkmale im Sinne eines **Definitionsversuches** verallgemeinern:
- In der Pflegeberatung können die Parteien der Berater, der Beratenen und der Interessenten unterschiedlich besetzt sein. Der Kunde jedoch ist immer der Pflegebedürftige[13] (vgl. *Norwood* ebd.).
- Pflegeberatung beschäftigt sich immer mit einem direkten Pflegeproblem, mit dem der Beratene berührt ist und für das er eine Lösung sucht. Die Lösung ist

---

[13] *Norwood* verwendet (der Übersetzung nach) den Begriff »Patient«. Um einem erweiterten Bezugs- und Beziehungsrahmen zu entsprechen (Langzeitpflegeeinrichtung – Heimbewohner, häusliche Pflege – Familienangehöriger) wird hier die Bezeichnung »Pflegebedürftiger« genutzt.

Theoretische Grundlagen der Pflegeberatung

das Ergebnis eines beiderseitigen Austauschprozesses (vgl. *Zegelin-Abt/Huneke* 1999).
- Pflegeberater sind Pflegeexperten (vgl. *Norwood* ebd.). Voraussetzung für eine professionelle Beratung sind das funktionierende Zusammenspiel von Beratungskompetenzen und Pflege-Fachkompetenzen (vgl. *Zegelin-Abt/Huneke* ebd.).

Professionelle Pflegeberatung ist immer ein dialogischer, in Phasen untergliederter **Prozess**. In der Literatur werden unterschiedliche Phasenmodelle beschrieben. Die Anzahl der Phasen und deren Ausgestaltung variiert. Es lassen sich Drei-Phasen-Modelle (vgl. *Thomas/Wirnitzer* 2001a), Vier-Phasen-Modelle (vgl. *Bösing/ Lang/Zegelin-Abt* 2001 und *Koch-Straube* 2001, S. 118), Fünf-Phasen-Modelle (vgl. *Brunen/Herold* 2001, S. 93 f. und *Norwood* 2002, S. 55 ff.) und Sechs-Phasen-Modelle (vgl. *Steimel* 2003, S. 22 ff. und *London* 2003, S. 29) finden. Sie alle vereint der Versuch, den Problemlösungsprozess in der Beratung übergreifend zu strukturieren und der generelle Hinweis, dass der Beratungsprozess einen dynamischen Charakter besitzt. Die einzelnen Phasen können ineinander übergehen, sich überlagern oder sich wiederholen.

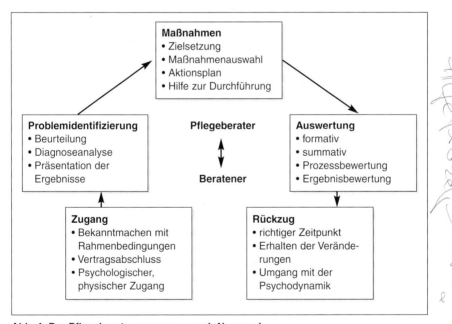

Abb. 4: Der Pflegeberatungsprozess nach Norwood.

Die von *Norwood* favorisierte Phasenunterteilung entspricht dem hier vorgestellten Verständnis von Pflegeberatung (vgl. Abbildung 4). Dem gemäß findet Pflegeberatung ihre Bestimmung in der indirekten Lösung direkter Pflegeprobleme. Diese Formulierung verdeutlicht die Beziehung und den Unterschied zum – auf direkte Interventionen abzielenden – Pflegeprozess.

Der Pflegeberatungsprozess nach *Norwood* kennzeichnet die Zusammenarbeit zwischen Pflegeberater und Beratenem. Er besteht aus fünf Phasen, wobei jeder Phase ihre eigenen Aufgaben zugeordnet werden. Jede Phase ist für die Beratung entscheidend. Die Aufgabenausführung ist flexibel den jeweiligen Situationen im Beratungsgeschehen anzupassen. Die erste Phase (Zugang) dient der Sondierung vorhandener Rahmenbedingungen. Der Berater und der Beratene finden eine gemeinsame zwischenmenschliche Ebene und gestalten das Setting. Der Beratungstermin und -ort wird vereinbart und für beide Partner verbindliche Regeln werden aufgestellt. Im nächsten Schritt identifiziert, beurteilt und verbalisiert der Berater das Problem und die sich daraus ergebenden Konsequenzen und Symptome (Problemidentifizierung). Anschließend werden in einem gemeinsamen Prozess Maßnahmen ausgewählt, Ziele formuliert und ein Arbeitsplan aufgestellt (Maßnahmen). Nach dem Ablauf der vereinbarten Aktionen führen Berater und Beratener eine Auswertung durch, um den Zielerreichungsgrad zu bestimmen und den gesamten Beratungsverlauf zu reflektieren (Auswertung). In gemeinsamer Abstimmung löst sich das Beratungsbündnis auf. Die Herausforderung dieser Phase besteht in der Auswahl des richtigen Zeitpunktes und dem Schaffen von Verbindlichkeiten, um erzielte Veränderungen weiterzuführen (Rückzug).

2.2.3 Handlungsfelder und Zielgruppen der Pflegeberatung

Auf der Suche nach Handlungsfeldern und Zielgruppen von Pflegeberatung lassen sich zwei **Dilemmata** nur schwer umschiffen. Auf der einen Seite existiert eine undifferenzierte Vorstellung über Beratungsaufgaben von Pflegeexperten. *Hulskers* und *Niederer-Frei* (vgl. 1997) benennen sieben Beratungskategorien: Coaching, Fachberatung, Fallberatung, Lehrberatung, Lernberatung, Projektberatung und Prozessberatung. Nicht alle Kategorien entsprechen dem definierten Auftrag von Pflegeberatung (vgl. Kap. 2.2.2) und werden dennoch als solche proklamiert[14]. Auf der anderen Seite stehen zahlreiche Beratungsleistungen im Umfeld der Dienstleistung Pflege in einem engen Bezug zu den Pflegenden und

---

14 Dieser Gedankengang lässt sich leicht herleiten, provozieren doch die Begriffe »beratende Pflegeexperten« und »Pflegeberatung« ein Verständnis von Einheitlichkeit beider Tätigkeitsbereiche.

vereinen sich folglich, wenn auch teilweise unberechtigt unter dem »Sammelbegriff« Pflegeberatung (vgl. *Zegelin-Abt/Huneke* 1999)[15].

Vor dem Hintergrund der drei benannten spezifischen Merkmale von professioneller Pflegeberatung, werden in Anlehnung an *Hulskers/Niederer-Frei* (vgl. ebd.) im Folgenden drei zentrale **Handlungsfelder von Pflegeberatung** vorgeschlagen, um relevante Inhalte und Zielgruppen zu systematisieren:
- Fachberatung: Vermittelt wird theoretisch fundierte pflegefachliche Expertise zu relevanten Themen der Pflegepraxis (z. B. pflegetherapeutische Ansätze, spezielle Pflegemethoden oder -techniken). Fachberatung findet in der direkten Pflegepraxis oder in theoretischen Bezügen statt. Die Zielgruppe sind Pflegeteams, einzelne Pflegende, Auszubildende, Laien (Pflegebedürftige, pflegende Angehörige) oder andere Berufsgruppen.
Beispiele: Pflegekurse für pflegende Angehörige, Fortbildung zur Kinästhetik für Pflegende, Anwendungsberatung für Hausärzte zu speziellen Verbandsmaterialien
- Fallberatung: Im Mittelpunkt steht die Versorgung eines konkreten Pflegebedürftigen. Zentrale Aspekte, spezielle Erfordernisse und Problembereiche dieser Pflegesituation werden reflektiert und adäquaten Lösungsansätzen zugeführt. In Ort und Zielgruppen ist die Fallberatung zur Fachberatung kongruent.
Beispiele: Beratung pflegender Angehöriger in der Pflegeüberleitung, Beratung von Pflegeteams bei speziellen Pflegeproblemen, Beratung in Vorbereitung eines Widerspruchverfahrens bzgl. der Begutachtung von Pflegebedürftigkeit
- Prozessberatung: Unterstützt wird die Dynamik des pflegefachlichen Arbeitsprozesses durch die Entwicklung von Leitlinien und Qualitätsstandards. Prozessberatung enthält Fachberatung, geht aber darüber hinaus. Ihr Ergebnis erzielt gewissermaßen die Anwendung allgemeingültigen Fachwissens auf die konkrete Fallsituation. Sie findet in theoretischen Bezügen zur Praxis statt und wendet sich an Pflegeteams und Organisationen.
Beispiel: Beratung des Pflegemanagements in Fragen der Standardisierung von Pflegehandlungen

Alle drei Handlungsfelder vereinen per Definition die Rollenbesetzungen des Beraters durch einen Pflegeexperten und des Kunden durch den Pflegebedürftigen.

---

[15] Ein typisches Beispiel ist die Beratung von Pflegeteams zur Teamentwicklung (Supervision). Hier steht kein direktes Pflegeproblem im Vordergrund, dennoch findet sich dieser Aufgabenbereich gelegentlich im Katalog der Pflegeberatung (vgl. *Koch-Straube* 2001, S. 194).

2.2.4 Beratungsmethoden und Beratungsbeziehung

In der Fachliteratur werden unterschiedliche **Kompetenzmodelle** vorgestellt, welche sich mit der qualifizierten Ausgestaltung von Pflegeberatung beschäftigen (vgl. *Koch-Straube* 2001, S. 183, *Haas-Unmüßig* 2001, *Huber* 2002, *Weerenbeck/Bungter* 1997, *Schnabel/Krämer* 2004 und *Dangel* 2004, S. 50 f.). Im Zentrum aller Konzepte stehen die für jede Form der professionellen Beratung zentralen Aspekte der Fach-, Methoden- und Sozialkompetenz. Die Fachkompetenz umspannt im weitesten Sinne das gesamte Spektrum pflegerischer Tätigkeit. In Abhängigkeit vom zugrundeliegenden Beratungsauftrag und der angesprochenen Zielgruppe ergeben sich spezielle fachliche Fähigkeiten und Kenntnisse als Voraussetzung für eine kompetente Beratung. Für die Pflegeberatung im Entlassungsmanagement sind diese an gesonderter Stelle ausgewiesen (vgl. Kap. 4.2).

Ein umfangreiches Repertoire an erlernbaren **Beratungsmethoden** erleichtert den dialogischen Problemlösungsprozess zwischen Berater und Beratenem. Bereits 1976 hat *Bastine* in der Praxis etablierte methodische Vorgehensweisen kategorisiert. Die folgende Aufzählung benennt die wichtigsten Handlungsstrategien im Beratungsprozess (vgl. 1976, S. 201 ff.):

- Amplifizieren: Im Vordergrund steht die Entwicklung der Fähigkeit des Beratenen, sich dem Problem bewusst zu werden, dieses zu definieren bzw. dessen Bewältigung aus eigener Motivation heraus anzustreben. Es gilt, neue Perspektiven aufzuzeigen, neue Situationen auszuprobieren und alternative Ziele zu formulieren.
- Unterbrechen: Ziel dieser Methode ist das Hinterfragen, Auflösen und Erneuern eingefahrener Handlungsketten und Gedankenmuster. Getragen wird diese Methode durch gezieltes Nachfragen, durch die Arbeit mit Beispielen und durch bewusstes Konfrontieren mit bislang etablierten Vorgehens- und Denkweisen.
- Vereinfachen: Die Auseinandersetzung mit komplexen und für den Beratenen zunächst nicht überschaubaren Situationen wird über diese Methode gefördert. Um das Unübersichtliche begreifbar zu machen, hilft der Berater abzugrenzen, auszuwählen, Teilaspekte aufzugreifen und somit schrittweise das Problem bzw. die Lösung zu erschließen.
- Konfrontieren: Diese Methode wirkt dem Vermeidungsverhalten des Beratenen entgegen. Das Problem wird direkt angesprochen, wenn erforderlich auch überdeutlich und provozierend. Dem Beratenen gelingt es auf diese Weise nur schwer, sich den Tatsachen zu entziehen. Unterstützt durch den Berater wird das Problem einer weiteren Bearbeitung zugeführt.
- Selbstaktivieren: Hierbei geht es um die Förderung der Eigenbeteiligung des Beratenen bei der Problemanalyse und -bewältigung. Es wird zur Selbstreflektion, selbstbestimmten Zielsetzung und Übernahme von Aufgaben bei der Umsetzung entwickelter Strategien motiviert und befähigt.

- Modellieren: Die Arbeit mit Vorbildern und Handlungsmodellen steht im Zentrum dieser Beratungsmethode. Für fiktive Situationen werden alternative Herangehensweisen besprochen. In vergleichbaren realen Konstellationen kann auf diese Weise ein neues Denken, Fühlen und Handeln erleichtert werden.
- Attribuieren: Ist der Beratene nicht in der Lage, ein Problem zu benennen oder zu verstehen, so reflektiert und erklärt der Berater die entsprechenden Zusammenhänge. Unterstützt durch den Berater bemüht sich der Beratene im Folgenden um eine eigene Analyse der Gegebenheiten.
- Rückmelden: Das durch den Berater reflektierte Verhalten des Beratenen steht im Mittelpunkt dieser Vorgehensweise. Werden die Beobachtungen sachlich, einfühlsam und gezielt vermittelt, so erlangt der Beratene Orientierung und Sicherheit im Beratungsprozess.
- Akzentuieren: Den Schwerpunkt des Beratungsgespräches im Blick führt der Berater den Austausch immer wieder zum Kern zurück. Er rückt einzelne Problemaspekte in den Mittelpunkt der Beratung, wenn dies erfolgversprechend erscheint und thematisiert gezielt Ausweichversuche bzw. Abschweifungen. Voraussetzung hierfür – wie auch für alle anderen genannten Methoden – sind im Vorfeld vereinbarte Regeln und miteinander abgestimmte Ziele der Beratung.

Professionalität in der Beratung ist neben fachlicher und methodischer Stärke nur erreichbar durch eine offene, vertrauensvolle und auf Zusammenarbeit ausgerichtete **Beratungsbeziehung**. Die hierfür erforderlichen sozialen Kompetenzen orientieren sich an den drei von *Rogers* postulierten Merkmalen der klientenzentrierten Gesprächsführung (vgl. 1973).
Die Fähigkeit des Einfühlens (Empathie) beschreibt eine Haltung des Beraters, welche geprägt ist durch das Bemühen, sich in die Erlebenswelt, Denk- und Handlungsweise des Beratenen hineinzuversetzen. Diese Beratereigenschaft kann durch bestimmte methodische Vorgehensweisen gestützt sein. Im Kern beschreibt diese Kompetenz aber eine grundlegende, von tiefgehendem Verständnis gekennzeichnete Haltung.
Bedingungslose Wertschätzung (Akzeptanz) als zweites Merkmal meint eine von Respekt getragene Beratungsbeziehung. Da diese Akzeptanz unabhängig von der Person des Beratenen und dem zugrundeliegenden Problem entsteht, wird eine Sicherheit gebende Atmosphäre geschaffen. Diese wiederum ist Voraussetzung für eine ungehinderte Gesprächsbereitschaft und Offenheit des Beratenen.
Als unverfälschte Kommunikation (Authentizität) wird ein Gesprächsklima bezeichnet, in dem es beiden Seiten möglich wird, unverstellt und ehrlich einander gegenüberzutreten. Hierfür bedarf es der Fähigkeit des Beraters, in professioneller Weise die berufliche Rolle mit seiner eigenen, in sich geschlossenen (integren) Person zu verbinden.

2.3 Dimensionen des Trajekt-Modells nach *Corbin* und *Strauss*

2.3.1 Zentrale Inhalte und Elemente im Trajekt-Modell

Der von *Corbin* und *Strauss* entwickelte soziologisch orientierte Bezugsrahmen der **Pflege- und Krankheitsverlaufskurven** (engl. trajectories) steht den Handlungsprinzipien der weitgehend punktuell und kurativ angelegten Akutmedizin bei der Versorgung chronischer und chronisch-degenerativer Erkrankungen entgegen. Es wird ein erweitertes Verständnis für die Situation chronisch Kranker und ihrer Familien vermittelt, welches die Vielfalt, Vielschichtigkeit und Komplexität von Problemen reflektiert, die eine chronische Krankheit mit sich bringen kann. *Corbin* und *Strauss* gehen davon aus, dass chronische Krankheiten einen Verlauf haben, der Veränderungen und Schwankungen unterworfen ist und beeinflusst und gesteuert werden kann. Das Zusammenspiel unterschiedlicher Phasen charakterisiert den Krankheitsverlauf. Diese Phasen entstehen durch die komplexen Wechselwirkungsprozesse zwischen Krankheitsverlauf, Zukunftsvorstellung aller Beteiligten und daran immer wieder neu anzupassenden Bewältigungsarbeiten (vgl. 1993, S. 11). Die verschiedenen Arten von Verlaufskurven besitzen ausnahmslos die Eigenschaften der Dauer, Bewegung, Vorhersagbarkeit und Gestalt. Die zur Gestaltung erforderliche Arbeit wird von den chronisch Kranken, deren Familienangehörigen und von Professionellen geleistet (vgl. *White/Lubkin* 2002, S. 123).

Um das Modell in seiner begrifflichen Vielfalt zu fassen, bedarf es einer detaillierten Bestimmung terminologischer Grundbausteine. Da dies über den inhaltlichen Rahmen dieser Veröffentlichung hinausgehen würde, sei an dieser Stelle auf die Übersicht von *White* und *Lubkin* verwiesen (vgl. 2002, S. 97 f.). Darüber hinaus sollen im Folgenden die Verlaufsphasen, die Hauptarbeitslinien und Steuerungsarbeiten umrissen werden.

Die Arbeitsgruppe um *Corbin/Strauss* unterteilt die Krankheitsverlaufskurven in acht unterschiedliche **Phasen** (vgl. Tabelle 4), aus denen sich jeweils unterschiedliche Arbeitsanforderungen der Beteiligten ableiten lassen (vgl. 1998, S. 13). Die Phasen sind nur analytisch voneinander abgrenzbar. Beschrieben wird zunächst eine Vorphase, gekennzeichnet durch Symptomfreiheit, welche unmittelbar vor dem Sichtbarwerden einer Krankheit steht. Das Auftreten erster Krankheitszeichen, verbunden mit ersten Einschränkungen in der Alltagsautonomie, kündigen die zweite Phase – den Beginn der Krankheit – an. Die sich anschließende Krise führt unter Umständen in eine lebensbedrohliche Situation. Erforderliche therapeutische Interventionen leiten die Akutphase der Erkrankung ein, in vielen Fällen verbunden mit einer intensiveren medizinisch/pflegerischen Versorgung in

Tabelle 4: Definition und Einteilung der Stadien einer chronischen Krankheit nach *Corbin* und *Strauss*.

Vorphase	• vor Beginn der Krankheit, Präventivphase, keine Anzeichen oder Symptome
Beginn	• Auftreten von Anzeichen und Symptomen einer Krankheit, beinhaltet den Zeitpunkt der Diagnose
Krise	• lebensbedrohliche Situation
Akut	• akuter Krankheitszustand oder Komplikation, die einen Krankenhausaufenthalt notwendig machen
Stabil	• Krankheitsverlauf und Symptome werden unter Kontrolle gehalten
Instabil	• Krankheitsverlauf und Symptome können nicht länger unter Kontrolle gehalten werden, ein Krankenhausaufenthalt ist jedoch nicht notwendig
Verfall	• fortschreitende Verschlechterung der körperlichen und geistigen Verfassung, zunehmende Behinderung und verstärktes Auftreten von Symptomen
Sterben	• Stunden, Tage und Wochen unmittelbar vor dem Tod

Form eines Krankenhausaufenthaltes. Das nun folgende Wechselspiel aus Stabilität und Instabilität beschreibt ein Kontinuum zwischen kontrolliertem Krankheitsverlauf, stabiler Lebensqualität und Symptombeherrschung einerseits und einem unkontrollierten, Lebensqualität mindernden Krankheitsstadium andererseits. Tritt schließlich eine schwer kompensierbare Verschlechterung der körperlichen und geistigen Verfassung ein, so wird ein erneuter Krankenhausaufenthalt erforderlich. Der einsetzende Verfall mündet in der letzten Phase des Lebens – dem Sterben.

Die Handlungen der Betroffenen (chronisch Kranke und deren Angehörige) und der Professionellen im Dienste der Krankheitsbewältigung werden als Arbeit bezeichnet. Sie ist gekennzeichnet durch Verschiedenartigkeit und Komplexität und umfasst drei – nur analytisch zu trennende – **Hauptarbeitslinien** sowie **Steuerungserfordernisse** (vgl. *Corbin/Strauss* 1993, S. 76 ff. und *Höhmann* 2002, S. 65 ff.).

Die alltagsbezogene Bewältigungsarbeit bezieht sich auf das Management aller Abläufe des alltäglichen Lebens, deren Selbstverständlichkeit durch gesundheitsbezogene Einschränkungen zusammengebrochen ist oder zusammenzubrechen droht. Hierzu zählen Erledigung der Arbeiten des täglichen Lebens, Körperpflege, Haushaltstätigkeiten wie Einkaufen, Zubereiten der Nahrung, Aufrechterhalten, Gestalten und Anpassen des privaten Lebensrhythmus und Lebensraumes, Sicherung und Pflege sozialer Beziehungen, Gelderwerb und Sicherung finanzieller Grundlagen der Lebensführung.

Theoretischer Bezugsrahmen

Die krankheitsbezogene Bewältigungsarbeit schließt alle spezifischen Handlungen ein, die sich auf bestehende oder drohende gesundheitliche und funktionelle Einschränkungen beziehen und versuchen, ein möglichst hohes Maß an gesundheitlichem Wohlbefinden und Sicherheit zu realisieren. Diese Arbeitslinie umspannt präventive, (selbst-)diagnostische und therapeutische, experimentierende, stabilisierende, aktivierende, rehabilitative, palliative, begleitende, unterstützende und fördernde Aktivitäten aller Beteiligten mit dem Ziel, unterschiedlichen Symptomen vorzubeugen oder diesen heilend oder lindernd entgegenzuwirken.

Unter biografiebezogener Bewältigungsarbeit werden innere und äußerlich sichtbare Anstrengungen zusammengefasst, welche die Integration der Krankheit und die mit ihr verbundenen Veränderungen des Körpers und der gesamten Lebenssituation in die Biografie anstreben. Es gilt für die Betroffenen, die Gesundheitseinschränkungen zu akzeptieren, die eigene soziale Identität und damit verbunden das eigene Selbstkonzept den Umständen der Erkrankung anzupassen, den persönlichen und gemeinsamen Lebensentwurf zu überarbeiten und den damit verbundenen Lebensstil zu modifizieren.

Um das komplexe Bild phasenverschobener und konkurrierender Bewältigungsaufgaben im Gleichgewicht zu halten, sind zusätzlich zu den Hauptarbeitslinien Steuerungsarbeiten notwendig. Dazu gehören Auswahl-, Strukturierungs-, Koordinations- und Informationsarbeiten. Aus der Perspektive der Professionellen zählen nach *Höhmann* Beratungsarbeiten ebenfalls zu den Steuerungserfordernissen (vgl. *Höhmann* ebd.). Sie dienen dem Ziel, die Betroffenen in ihren Eigenressourcen und Selbstkompetenzen innerhalb ihrer Bewältigungsarbeit zu stärken.

2.3.2 Bedeutung des Trajekt-Modells für eine abgestimmte Versorgungspraxis im Schnittstellenmanagement

Vor dem Hintergrund eines breit angelegten Aktionsforschungsprojektes[16], das darauf abzielte, übergreifende Maßnahmen zur Verbesserung der Versorgungskontinuität für langzeitpflegebedürftige Patienten in einer Region zu entwickeln, präzisiert *Höhmann* zwei zentrale Ansatzpunkte für einen Einsatz im Schnittstellenmanagement:

Zum einen wird die Methode der »**Kooperativen Qualitätsentwicklung**« als Ergänzung zu klassischen Qualitätsansätzen vorgestellt. Es werden berufs- und

---

[16] Dieses Projekt wurde von 1996–98 vom *Agnes Karll Institut für Pflegeforschung* im Auftrag des Hessischen Ministeriums für Umwelt, Energie, Jugend, Familie und Gesundheit durchgeführt. Beteiligt waren Vertreter aus 30 Gesundheitseinrichtungen und Patienten einer Region in Südhessen. Publiziert wurde das Projekt 1998 (vgl. *Höhmann/Müller-Mundt/Schulz*).

einrichtungsübergreifend – unter Beteiligung der Betroffenen – Perspektivenunterschiede bearbeitet und abgestimmte Versorgungskonzepte entwickelt. Dieser Ansatz kann im Folgenden nicht weiter vertieft werden.

Zum anderen wird das **Trajekt-Modell** für die Bearbeitung von Schnittstellenproblemen eingeführt und als ein möglicher inhaltlicher Orientierungsrahmen, der eine gemeinsame Verständigung der Professionellen ermöglicht, ausformuliert und diskutiert (vgl. *Höhmann* 2002, S. 2). Die Autorin bezieht sich dabei auf die Schnittstellengestaltung in der Versorgung pflegebedürftiger Patienten im Allgemeinen. Damit wird der Begriff der Betroffenen von *Corbin* und *Strauss*, welche innerhalb ihres Modells vorwiegend chronisch Kranke in das Zentrum ihrer Betrachtungen rücken, erweitert.

Die **Bedeutung des Modells** für eine abgestimmte Versorgungspraxis im Schnittstellenmanagement wird auf drei Ebenen skizziert: *Höhmann* bezieht die Orientierungsfunktion des Modells erstens und vorrangig auf die Handlungsausrichtung der Professionellen (Rekonstruktion, Planung und Gestaltung von Versorgungsabläufen), zweitens auf die Arbeitsgestaltung in Versorgungseinrichtungen (Reorganisation der Arbeitsabläufe) und drittens auf die Versorgungsgestaltung im Gesundheitssystem (Abkehr von der akutmedizinischen Dominanz) (vgl. 2002, S. 165 f.).

Die auf der ersten Ebene skizzierten Zusammenhänge bilden das gedankliche Fundament der in dieser Arbeit aufgestellten These. Insbesondere die Anwendung des Modells zur Systematisierung der Interventionsplanungs- und Gestaltungsprozesse im Schnittstellenmanagement sollen daher noch einmal verdeutlicht werden.

Die zentralen Kategorien der Bewältigungs- und Steuerungsarbeiten geben als übergreifende Themen die inhaltlichen Bereiche vor, innerhalb derer sich konkrete Unterstützungserfordernisse ableiten lassen. Über akutmedizinische Inhalte hinaus werden für die Bedarfsermittlung zentrale Relevanzbereiche benannt, die im Umgang mit Schnittstellensituationen zu berücksichtigen sind. Diesem Bedarf kann dann mit angemessenen und zielgerichteten Interventionen begegnet werden. Die Planung und Ausgestaltung entsprechender Unterstützungsaufträge wird durch die analytische Unterscheidung zwischen krankheits-, alltags- und biografiebezogenen Arbeitsbereichen erleichtert und ermöglich auf diese Weise eine strukturierte, bedarfsorientierte und überprüfbare Handlungsausrichtung. Alle beteiligten professionellen Helfer im Blick beziehen sich diese auf präventive, kurative, rehabilitative, versorgende, beratende und unterstützend-begleitende Aufgaben.

Über die Bedarfsermittlung bzgl. konkreter Unterstützungsleistungen hinaus bildet das Modell ein übergeordnetes Strukturierungsraster für Fallbesprechungen und eine verbesserte Informationspraxis zwischen den beteiligten Professionellen (vgl. *Höhmann* 2002, S. 170). Damit wird ein abgestimmteres Handeln in der Versorgung langzeitpflegebedürftiger Patienten über die Schnittstellen hinaus abgesichert.

3 Untersuchungsmethode, Planung und Durchführung

3.1 Beschreibung der Untersuchungsmethode

3.1.1 Auswahl und Beschreibung der Erhebungsmethode

Im theoretischen Teil dieser Veröffentlichung ist der aktuelle wissenschaftliche Diskurs um die zentralen Begriffe des Forschungsgegenstandes zusammengefasst. Diese Rekapitulation stützt sich auf die schriftlich fixierte Expertise der letzten 10 Jahre im deutschsprachigen Raum. Auch im empirischen Teil dieser Arbeit orientiert sich die Suche nach Antworten auf die gestellten Forschungsfragen (vgl. Kap. 1.4) am vorhandenen Expertenwissen. Den beschriebenen Vorüberlegungen folgend wurde konkret auf das Wissen von Pflegeexperten abgestellt. Ziel ist es, mittels geeigneter Methoden Ansichten und Anregungen von Pflegeexperten zur inhaltlichen Ausgestaltung der Pflegeberatung im Entlassungsmanagement zu ermitteln und zu qualifizieren.

Eine interessante Forschungsmethode, um vorhandenes Expertenwissen zu ergründen ist die **Delphi-Befragung**. Die inzwischen auch in den Sozialwissenschaften etablierte Methode ist im Kern ein relativ stark strukturierter Gruppenkommunikationsprozess, in dem Fachleute Sachverhalte beurteilen, über die unsicheres und unvollständiges Wissen vorhanden ist (vgl. *Häder/Häder* 2000, S. 12). In mehreren schriftlichen Befragungsrunden wird ein breites Meinungsbild unterschiedlicher Expertengruppen einer Problemlösung zugeführt. Die Ergebnisse der Vorrunde werden im Fragebogen zur Folgerunde anonym rückvermittelt. Anonymität und Ergebnis-Feedback ermöglichen eine virtuelle Debatte frei von Gruppenzwängen und Meinungsführerschaften. Auf diese Weise werden herkömmliche Störfaktoren der Gruppenkommunikation ausgeschaltet und eine unbeeinflusste Konsensbildung stimuliert.

Der **klassische Delphi-Ansatz** wurde 1975 von *Linstone* und *Turoff* (zit. in *Häder/Häder* ebd.) entwickelt. Die charakteristische Vorgehensweise dieser Methode wird durch folgende vier Schritte strukturiert (vgl. *Häder* 2002, S. 24 f.):
1. Operationalisierung der allgemeinen Fragestellung mit dem Ziel, konkrete Kriterien abzuleiten, die den Experten im Rahmen einer quantifizierenden Befragung für eine Beurteilung vorgelegt werden können.
2. Ausarbeitung, Planung und Durchführung eines standardisierten Frageprogramms zur anonymen Befragung der ermittelten Experten zu den interessierenden Sachverhalten.

3. Aufbereitung der Befragungsergebnisse durch das die Befragung veranstaltende Forscherteam und anonymisierte Rückmeldung der Ergebnisse an die beteiligten Befragten.
4. Wiederholung der Befragung auf der Grundlage der von den Experten über diese Rückinformation gewonnenen Erkenntnisse bis zum Erreichen eines vorher festgelegten Abbruchkriteriums.

Ein breit gefächerter **Variantenreichtum** in der Anwendung dieser Methode wird durch die Modifizierung der traditionellen Vorgehensweise erreicht. Es existieren unterschiedliche Ansichten über Qualität, Quantität und Rekrutierung der Expertengruppe, Anzahl der Befragungswellen, Gestaltung des Feedbacks und der Fragetypen und Abbruch- bzw. Konsenskriterien (vgl. *Häder* ebd.). Die bestehende Methodenvielfalt erschließt auf der einen Seite umfangreiche Einsatzmöglichkeiten. Andererseits erschwert sie die Entscheidung für ein angemessenes zielführendes Design im Hinblick auf die eigene Forschungsarbeit.

Häder kritisiert die freigiebig praktizierte methodische Beliebigkeit im Umgang mit der Delphi-Befragung als Universalinstrument. Er fordert diesbezüglich stringentere Regeln im Interesse einer erhöhten Zielorientierung und Ergebnisqualität in der Delphi-Forschung. Gegenwärtig lassen sich **vier Typen** mit einem eigenen methodischen Profil zusammenfassen (vgl. *Häder* 2002, S. 29 ff.):
- Delphi-Befragung zur Ideenaggregation (Typ 1),
- Delphi-Befragung zur Vorhersage bestimmter diffuser Sachverhalte (Typ 2),
- Delphi-Befragung zur Ermittlung und Qualifikation von Expertenmeinungen über einen speziellen Gegenstand (Typ 3),
- Delphi-Befragung zur Konsensfindung (Typ 4).

Die angestrebten Zielmerkmale und die methodischen Unterschiede der genannten Befragungstypen sind teilweise erheblich (vgl. Tabelle 5). Um den beschriebenen Forschungsgegenstand (den Ressourcen angemessen) bearbeiten zu können und das damit verbundene Forschungsziel einzulösen wurde der »Typ 3« fixiert. Ziel derart gelagerter Untersuchungen ist es, die Meinungen einer konkret bestimmbaren Expertengruppe zu erheben und dabei zu qualifizieren. Nach *Häder* dienen die Resultate bspw. dazu, um gezielte Schlussfolgerungen für erforderliche Interventionen abzuleiten, um auf ein auf diese Weise ermitteltes Problem zu reagieren oder um eine Sensibilisierung gegenüber gefürchteten Fehlentwicklungen zu erreichen (vgl. ebd.).

Tabelle 5: Typologisierung der Delphi-Befragungen nach *Häder*.

Ideenaggregations-Delphi	• qualitativ angelegt • kaum Operationalisierung, teilweise nur Vorgabe des zu bearbeitenden Themenbereichs • Nutzung offener Fragen • Auswahl der Experten erfolgt aufgrund der Expertise • geringe Expertenanzahl • ausschließlich qualitative Runden • Ziel: Sammlung von Ideen zur Lösung eines Problems • herausgehobene Rolle der Teilnehmer
Vorhersage-Delphi	• qualitatives und quantitatives Vorgehen • möglichst exakt definierter zu bearbeitender Sachverhalt • Einsatz offener und vor allem geschlossener Fragen • Hypothesen zur Auffindung der Experten nötig, keine formalisierbaren Regeln • keine Aussagen zur Teilnehmerzahl möglich • qualitative Runde zur Operationalisierung möglich • Ziel: Verbesserung der Bestimmung eines Sachverhalts • Teilnehmer und Monitoring-Team[17] in etwa gleichbedeutend
Experten-Delphi	• qualitatives und (vor allem) quantitatives Vorgehen • möglichst exakt definierter zu bearbeitender Sachverhalt • Einsatz offener und vor allem geschlossener Fragen • Totalerhebung oder bewusste Auswahl der Experten • möglichst hohe Expertenanzahl • qualitative Runde zur Operationalisierung möglich • Ziel: Ermittlung und Qualifikation der Expertenansichten • Teilnehmer und Monitoring-Team in etwa gleichbedeutend
Konsens-Delphi	• quantitativ angelegt • stark differenzierte Operationalisierung des Sachverhalts • ausschließlich standardisierte Bewertung • Zufallsauswahl aus definierter Grundgesamtheit • Auswahlfehler sinkt mit wachsender Stichprobengröße • qualitative Operationalisierungsrunde durch Monitoring-Team • Ziel: hohes Maß an Übereinstimmung bei den Teilnehmern • herausgehobene Rolle des Monitoring-Teams

---

[17] Als Monitoring-Team wird das Forscherteam bezeichnet, welches die Befragung initiiert, steuert und auswertet. Im Rahmen dieser Studie bilden der Autor und in beratender Weise der Betreuer dieses Team.

3.1.2 Auswahl und Beschreibung der Methode zur Datenanalyse

Der hier vorgestellten Untersuchung liegt ein **Forschungsdesign** mit qualitativen und quantitativen Elementen zugrunde. In den unterschiedlichen Fragebögen[18] kamen offene Fragen, geschlossene Fragen mit ungeordneten Mehrfachvorgaben und Skalen zur Bewertung von Sachverhalten (Likert-Skala) zur Anwendung. Dieser Vorgehensweise entsprechend wurden qualitative und quantitative Analyseverfahren genutzt, um die gesammelten Daten einer Auswertung zuzuführen.

In der **qualitativen Auswertung** unterscheidet man zwischen dem interpretativ-explikativen und dem interpretativ-reduktiven Paradigma (vgl. *Mayer* 2002, S. 166). Das erstgenannte Verfahren bewegt sich sehr tief in das Material hinein und wendet sich den zunächst unsichtbaren Strukturen und Zusammenhängen zu. Der interpretativ-reduktive Ansatz ist dagegen deskriptiv orientiert. Der Text wird auf der Ebene des Offensichtlichen reduziert, umschrieben und in Kategorien zusammengefasst. In Delphi-Befragungen geht es nicht darum, situationsgebundene Reaktionen zu produzieren. Vielmehr soll der Experte situationsunabhängige Informationen zu Sachverhalten geben (vgl. *Kromrey* 1998, S. 360). Folgerichtig begründet sich der Einsatz interpretativ-reduktiver Ansätze.

Eine interessante Kombination aus Aufbereitung und Auswertung qualitativer Daten wird von *Mayring* als »*Zusammenfassendes Protokoll*« beschrieben. Diese Technik aus dem Kanon interpretativ-reduktiver Ansätze reduziert – methodisch kontrolliert – bereits in der Phase der Aufbereitung die Materialfülle. Sie ist insbesondere zur inhaltlich-thematischen Bearbeitung von qualitativ erhobenen Daten sinnvoll (vgl. 2002, S. 94 f.). *Mayring* fasst den Kerngedanken dieser Methode wie folgt zusammen (ebd.):

»*Der Grundgedanke dieser inhaltsanalytischen Methode ist nun, das Allgemeinheitsniveau erst zu vereinheitlichen und dann schrittweise höher zu setzen. Mit steigendem Abstraktionsniveau verringert sich der Materialumfang, denn einzelne Bedeutungseinheiten werden integriert, gebündelt, können fallen gelassen werden, da sie im allgemeineren Text schon aufgegangen sind.*«

---

[18] Die Fragebögen sind im Anhang einsehbar.

Diese Analyse führt zu einem Set von Kategorien, dem spezifische Textstellen zugeordnet sind. Dieses Extrakt lässt sich weiter bearbeiten indem:
- das gesamte Kategoriensystem in Bezug auf die Fragestellung und dahinter liegenden Theorien interpretiert wird,
- die Zuordnungen von Textstellen zu Kategorien quantitativ ausgewertet werden, um gegebenenfalls Rangfolgen bilden zu können (vgl. *Mayring* ebd.).

Dieser inhaltsanalytischen Methode entsprechend wurde zunächst das Abstraktionsniveau bestimmt und das vorliegende Datenmaterial auf dieses Niveau hin generalisiert. In einem weiteren Schritt wurden solche verallgemeinerten Bedeutungseinheiten weggelassen, die bereits vorgekommen sind. Schließlich wurden ähnliche oder zusammenhängende Bedeutungseinheiten gebündelt, integriert und umfassende Einheiten konstruiert. Das übrige Material wurde zusammengestellt und am Ausgangsmaterial auf seine Tauglichkeit hin überprüft. Dieser Prozess wurde solange wiederholt, bis die Zusammenfassung allgemein genug war. Abschließend wurden die Zuordnungen ausgezählt, um die unterschiedlichen Kategorien innerhalb der Ergebnisauswertung zu gewichten.

Um das über standardisierte Fragen erschlossene Wissenspotential auswerten zu können, wurden **statistische Verfahren** angewendet. In einem ersten Schritt wurden die gestellten Fragen und mögliche Antworten kodiert und in einer Datenmatrix zusammengestellt. Die derzeit gebräuchlichste – und so auch in dieser Untersuchung angewandte – Form ist die Erstellung eines SPSS-Systemdatenfiles. In einem zweiten Schritt wurden alle Experten-Antworten in dieses File eingepflegt und Fehler bereinigt. Anschließend wurde das Antwortverhalten der Experten deskriptiv ausgewertet. Da es sich um ordinalskalierte Daten (Likert-Skala) und nominalskalierte Angaben (ungeordnete Mehrfachvorgaben) handelte, wurden der Median bzw. die Häufigkeitsverteilung als zentrales Maß der Tendenz errechnet. Um einen Eindruck über die Streuung der Antworten zu erhalten wurde zusätzlich die Spannweite ermittelt.

3.2 Planung und Durchführung der Untersuchung

3.2.1 Auswahl und Beschreibung der Stichprobe

Die Güte der Ergebnisse einer Delphi-Befragung hängt unmittelbar ab von der lokalisierten Expertise. Um die Überlegungen zur Struktur, Größe und Auffindung der Expertengruppe für die beschriebene Untersuchung nachzuzeichnen, ist es zunächst erforderlich, den Begriff der Expertise in Umrissen zu untersetzen. Methodologisch betrachtet bestimmt sich der **Expertenstatus** einer Person in Relation zum jeweiligen Forschungsinteresse. Eine Person wird als Experte ange-

sehen, indem begründet angenommen wird, dass diese Person über ein Wissen verfügt, das ihr zwar nicht unbedingt alleine verfügbar ist, das aber dennoch nicht für jeden im interessierenden Handlungsfeld zugänglich ist (vgl. *Meuser/Nagel* 2002, S. 259.). Als Experte wird demnach angesprochen,
- wer in irgendeiner Weise Verantwortung trägt für den Entwurf, die Implementierung oder die Kontrolle einer Problemlösung, oder
- wer über einen privilegierten Zugang zu Informationen über relevante Personengruppen, Soziallagen und Entscheidungsprozesse verfügt.

Dieser Wissensvorsprung ist nach *Schütz* begrenzt und in seiner Begrenzung dem Experten klar und deutlich verfügbar (vgl. 1972, S. 87) und darüber hinaus sozial institutionalisiert, d. h. an eine Berufsrolle gebunden (vgl. *Sprondel* 1979, S. 141).

Die vorgestellte Experten-Definition und das Erkenntnisinteresse der Untersuchung stecken den Rahmen für die zu bestimmende Grundgesamtheit ab, aus der die Teilnehmer der Studie auszuwählen sind. Die Grundgesamtheit umschreibt die Gesamtmenge aller potenziell untersuchbaren Einheiten, die ein gemeinsames Merkmal (oder eine gemeinsame Merkmalskombination) aufweisen (vgl. *Bortz* 1999, S. 111 f.).

Vor dem Hintergrund eines klar abgrenzbaren Untersuchungsgegenstandes wurden in dieser Arbeit für die **Expertenauswahl** richtungsweisende Kriterien festgelegt: Aus der Sicht des Autors begründet sich der Expertenstatus aus:
- wissenschaftlichen Veröffentlichungen zum Themenkreis Pflegeberatung bzw. Entlassungsmanagement in Pflegefachzeitschriften, Fachbüchern, Aufsätzen, Projektberichten oder akademischen Qualifikationsarbeiten oder/und
- persönlichen Erfahrungen in den Arbeitsfeldern Pflegeberatung bzw. Entlassungsmanagement vor dem Hintergrund einer einschlägigen beruflichen Praxis im Rahmen pflegewissenschaftlich begleiteter Projekte.

Gemäß der benannten Kriterien lässt sich über das vorhandene verwertbare Expertenwissen eine abgrenzbare und dennoch sehr umfangreiche **Grundgesamtheit** ermitteln. Eine Totalerhebung erschien innerhalb der zeitlichen und ökonomischen Ressourcen dieser Studie nicht leistbar. Unter den Gesichtspunkten der Angemessenheit und Nützlichkeit (vgl. *Morse/Field* 1998, zit. in *Mayer* 2002, S. 192) wurde eine Stichprobe als Teilmenge des fiktiven Expertenpools untersucht.

Damit eine Stichprobe eine Grundgesamtheit repräsentieren kann, muss diese nach bestimmten Vorschriften gezogen werden. Üblicherweise wird zwischen Wahrscheinlichkeitsauswahl (Zufallsauswahl) und bewusster Auswahl (Quotenauswahl) unterschieden (vgl. *Bortz* ebd.). Um innerhalb einer überschaubaren

Teilnehmerzahl[19] ein quantitatives Gleichgewicht der vertretenen Perspektiven zu erzielen wurde die Teilnehmerliste willkürlich zusammengestellt.

In Anlehnung an die vorangestellten Auswahlkriterien wurde in allen Ausgangssituationen eine **Stichprobe** zu gleichen Teilen aus Pflegeberatungs- und Überleitungsexperten angestrebt.
Beruf und Tätigkeitsbereich prägen das Antwortverhalten der Teilnehmer (vgl. *Häder* 2002, S. 106). Den – wenngleich eher analytischen und ohnehin schwer umstrittenen – Unterschied zwischen theoretischer und praktischer Pflegeexpertise im Blick wurde auch in diesem Verhältnis auf eine Gleichgewichtung in der Expertengruppe wertgelegt[20] (vgl. Tab. 6). Der unbeeinflussbare Rücklauf aus den einzelnen Befragungswellen kann allerdings zu einer Verschiebung der willkürlichen Quoten in den Netto-Stichproben führen.

Mittels umfangreicher **Recherchearbeiten** wurde unter den dargestellten Zielvorgaben eine Adressendatenbank erstellt. Die Experten wurden namentlich ausfindig gemacht und ihre Kontaktmöglichkeiten ermittelt. Um das organisatorische Vorgehen in der Befragung zu unterstützen, wurde jedem Teilnehmer eine vereinbarte Identifikationsnummern (ID) zugeteilt. Insgesamt wurden 50 Experten rekrutiert. Unter dem Primat der zugesicherten Anonymität als wichtige methodische Grundidee der Delphi-Befragung muss auf eine namentliche Nennung der Experten in dieser Veröffentlichung und darüber hinaus verzichtet werden.

3.2.2 Pretest und Durchführung der Untersuchung

Ein Vergleich der aufgestellten Forschungsfragen (vgl. Kap. 1.4) verdeutlicht den sehr stark operationalisierenden Charakter der ersten beiden Fragen. Die Suche nach relevanten Schwerpunkten für die inhaltliche Ausgestaltung der Pflegeberatung im Entlassungsmanagement führt in ein bislang eher unzureichend ausgelotetes Arbeitsfeld. Um diesem Umstand Rechnung zu tragen, wurden diese Forschungsfragen in zwei vorangestellten **qualitativen Befragungsrunden** (Nullrunden) von nur der Hälfte der rekrutierten Experten beantwortet. Die zusammengefassten Ergebnisse der ersten Runde wurden in der zweiten Befragungsrunde durch die Experten bewertet (validiert).

---

[19] Es wurde bereits verdeutlicht, dass in Typ 3-Befragungen die Expertise mit wachsender Teilnehmerzahl in ihrer Kompetenz zunimmt (vgl. Kap. 3.1.1). Die in dieser Arbeit angestrebte Überschaubarkeit bezieht sich daher in erster Linie auf das vertretbare Maß an Aufwendungen.
[20] Allein aus Kapazitätsgründen wurde der Gendereffekt in dieser Untersuchung ebenso unberücksichtigt gelassen wie eine territoriale Quotenbildung (z. B. alte und neue Länder).

Tabelle 6: Expertenstruktur in den durchgeführten Befragungsrunden (Ausgangswerte).

1. **Befragungsrunde** (n=25) (qualitative Nullrunde/ Operationalisierung)	• 12x Expertise: Entlassungsmanagement • 13x Expertise: Pflegeberatung • 13x Verortung: Pflegepraxis • 12x Verortung: Pflegewissenschaft
2. **Befragungsrunde** (n=15) (quantitative Nullrunde/Validierung)	• 8x Expertise: Entlassungsmanagement • 7x Expertise: Pflegeberatung • 9x Verortung: Pflegepraxis • 6x Verortung: Pflegewissenschaft
3. **Befragungsrunde** (n=37) (1. quantitative Gesamtbefragung)	• 19x Expertise: Entlassungsmanagement • 18x Expertise: Pflegeberatung • 20x Verortung: Pflegepraxis • 17x Verortung: Pflegewissenschaft
4. **Befragungsrunde** (n=26) (2. quantitative Gesamtbefragung)	• 12x Expertise: Entlassungsmanagement • 14x Expertise: Pflegeberatung • 12x Verortung: Pflegepraxis • 14x Verortung: Pflegewissenschaft

Diese Herangehensweise stützt sich auf ein für den »Delphi-Typ 3« übliches Designmuster (vgl. *Häder* 2002, S. 114 ff.): In qualitativen (Null-)Runden wird das Problemfeld durch Basisaussagen einer Teilmenge der Experten ausdifferenziert, um diese dann in den Folgerunden einer standardisierten Bewertung zu unterziehen. Eine mögliche einseitige Ausrichtung des Experten-Delphis wird auf diese Weise verhindert. Die zahlenmäßig eingegrenzte Expertenanzahl ist sinnvoll, um abzusichern, dass sich alle Nullrunden-Teilnehmer in den kategorisierten Ideen wiederfinden.

Die **Zahl der Befragungsrunden** steht in einem engen Zusammenhang mit dem Ziel der konzipierten Studie. Die vorliegende Arbeit beabsichtigt die Feststellung eines Meinungsbildes zur Pflegeberatung. In diesem Sinne ist das zu erzielende Ergebnismaß weniger durch die Übereinstimmung der ermittelten Ansichten (Konsens)[21] bestimmt. Im Vordergrund steht vielmehr die Stabilität des abgebildeten Meinungsspektrums als definiertes Abbruchkriterium. Dieser theoretischen Annäherung der Studie an eine mögliche Meinungsstabilität sind aus praktischen Erwägungen und veröffentlichten Erfahrungen Grenzen zu setzten. Letztere belegen eine relative Konstanz der Meinungsbilder nach der dritten Befragungswelle (vgl. *Linstone/ Turoff* 1975, S. 229 zit. in *Häder* 2002, S. 119 und *Murry/Hammons* 1995, S. 429). Um den Königsweg einer minimalen Anzahl von Runden bei einem akzeptablen

---

[21] Diese Übereinstimmung wird im klassischen Delphi-Verfahren als *das* Abbruchkriterium gehandelt.

Maß an erzielter Genauigkeit (vgl. *Häder* ebd.) zu beschreiten, wurden in dieser Studie vier Befragungswellen (inkl. qualitativer Nullrunden) durchgeführt.

Die **Fragebögen** wurden in Verbindung mit einem offiziellen persönlichen Anschreiben[22] den Experten auf dem Postweg zugestellt. Um die Rücklaufquote durch die Gestaltung dieser Dokumente positiv zu beeinflussen, wurden diesem Arbeitsschritt Überlegungen zur Kosten-Nutzen-Relation aus Sicht des Teilnehmenden vorangestellt.

Ein sehr hilfreiches Instrument zur Strukturierung dieser Gestaltungsarbeit ist die von *Dillman* entwickelte *Tailored Design Method* (TDM). Die Fragebögen für die vorliegende Studie wurden in Anlehnung an die TDM (vgl. *Dillman* 2000) nach folgenden Kriterien entwickelt:
- In einer Expertenbefragung kann von der Kenntnis bestimmter Fachtermini und einem routinierten Umgang mit wissenschaftlichen Untersuchungen ausgegangen werden. Der Fragebogen sollte größtenteils standardisierte Fragen enthalten.
- Die Logik des Fragebogenaufbaus sollte durch den Experten nachvollziehbar sein, Fragen zum gleichen Thema oder ähnlich gestaltete Fragen sollten in Frageblocks zusammengefasst werden. Zu komplexe Fragen sind zu vermeiden.
- Die Anzahl der Fragen sollte in einem gesunden Verhältnis zum Forschungsinteresse einerseits und zum Aufwand für den Experten andererseits stehen. Ein zu umfangreicher Fragebogen wirkt ausschöpfungsmindernd.
- Die Fragen sollten übersichtlich, von oben nach unten und ungeteilt angeordnet werden. In schriftlichen Befragungen ist generell davon auszugehen, dass die Fragesukzession eher gering bedeutend ist.

Im ersten **Anschreiben** wurden der Hintergrund, das Ziel, der Ablauf und der Umfang der geplanten Studie verdeutlicht und auf die Wichtigkeit der Teilnahme des betreffenden Experten abgestellt. Darüber hinaus wurde die Vertraulichkeit der Befragung zugesichert, die Notwendigkeit einer Identifikationsnummer erläutert und ausdrücklich zu Rückfragen ermuntert. Die folgenden Anschreiben wurden genutzt, um zum einen Dank zu sagen für den bis dahin geleisteten Beitrag und um zum anderen für eine weitere Teilnahme zu motivieren. Aus ökonomischen Gründen wurde ein frankiertes und beschriftetes Rückkuvert nur den an Privatanschriften adressierten Postausgängen beigelegt.

In qualitätsvollen Studien gilt der Grundsatz, dass die Entwicklung und Umsetzung einer geeigneten **Preteststrategie** unabdingbarer Bestandteil der jeweiligen

---

[22] Die Anschreiben sind im Anhang einsehbar.

Studie ist (vgl. *Prüfer/Rexroth* 2000). Da die Delphi-Methode aufgrund ihrer gesonderten Zielstellung eine exponierte Stellung in den Sozialwissenschaften einnimmt, besitzt auch der Pretest ein spezifisches Aufgabenprofil. Nach Prüfer und Rexroth (vgl. ebd.) wird vor geplanten Delphi-Befragungen der Pretest durchgeführt, um zu prüfen ob:
- die Fragen und die benutzten Fachtermini vom Experten so verstanden werden, wie es der Forscher beabsichtigt,
- die gestellten Aufgaben überhaupt für den Experten lösbar sind oder die Problematik noch weiter operationalisiert werden muss,
- das Interesse und die Aufmerksamkeit des Experten durch die gestellten Fragen und die Gestaltung des Fragebogens gebunden werden kann,
- ein gewisses Wohlbefinden des Experten bei der Beantwortung der Fragen sicher gestellt ist,
- eine gewisse Häufigkeitsverteilung bei den Antworten zu verzeichnen ist,
- technische Probleme mit dem Fragebogen existieren bzw. die Anweisungen zur Bearbeitung der Fragen verständlich sind,
- die Zeitdauer der Befragung und damit die Länge des Fragebogens für den Experten zumutbar ist und
- das Anschreiben ausreichend zur Teilnahme an der Befragung motiviert.

Um den Expertenpool nicht bereits für den Zweck der Voruntersuchung auszuschöpfen, wurde der jeweilige Pretest[23] unter den genannten Maßgaben an insgesamt 5 Experten außerhalb des Pools durchgeführt. Die ausgewerteten Ergebnisse gaben keine Veranlassung für eine Umformulierung der Fragen oder Umstrukturierung der Fragebögen.

Das **anonyme Feedback** ist eine der zentralen Grundideen der Delphi-Methode. Anonymität bezieht sich dabei in erster Linie auf die Quellen der einzelnen Antworten. Es ist den Teilnehmern nicht möglich die Autoren der rückgemeldeten Teilergebnisse zu identifizieren. Eher sekundär ist die Anonymität der Experten untereinander, da eine bekannte Herkunft und Qualifikation der anderen Gruppenmitglieder die Kompetenz und Autorität der rückgemeldeten Gruppenergebnisse anhebt und folgerichtig durchaus positive Effekte erwirken kann (vgl. *Häder* 2002, S. 147 f.). Voraussetzung hierfür ist allerdings eine unterzeichnete Einverständniserklärung[24]. In der hier beschriebenen Studie wurden beide Anonymitätsstufen eingehalten.

---

[23] Entsprechend dem Forschungsdesign waren in dieser Untersuchung drei Pretestdurchläufe notwendig.
[24] Werden beide Anonymitätsstufen eingehalten, so kann auf eine Einverständniserklärung verzichtet werden, da allein die Teilnahme in Form einer Rückantwort die Bereitschaft zu einer anonymen Studie erkennen lässt.

Eine Rückinformation der Gruppenantworten erfolgte in allen Befragungswellen. In der ersten Nullrunde wurden aus den Antworten Beratungskomplexen generiert. Im Interesse einer kommunikativen Validierung der ersten Ergebnisse wurden im ersten Feedback die Beratungskomplexe und subsummierte Teilkomplexe vermittelt. Im Fragebogen der Runde 4 wurde im Interesse der Übersichtlichkeit das Vorergebnis aus Runde 3 direkt in den Fragebogen integriert (vgl. Anhang).

Über die **Response-Raten** der einzelnen Befragungswellen wird im Rahmen der Ergebnisdarstellung (vgl. Kap. 4.1) berichtet. Der ungewisse Rücklauf ist ein generelles Problem in Panel-Studien. Insbesondere in willkürlichen Delphi-Stichproben verbindet sich mit einer erhöhten Ausfallrate die Gefahr einer Ergebnisverzerrung, da sich (mithin zufällig) ganze Expertengruppen zurückziehen können und damit bestimmte Perspektiven aus dem ermittelten Meinungsbild herausgelöst sind. Um dieser Schadensneigung entgegenzuwirken empfiehlt *Häder* ein geeignetes Response-Konzept (vgl. 2002, S. 158):

- Für jede Befragungsrunde sind Nachfassaktionen einzuplanen, in denen nochmalig um die Mitarbeit der Experten gebeten wird.
- Die Experten sollten mit geeigneten finanziellen Anreize oder ideellen Stimuli zur Teilname motiviert werden. Insbesondere ist hierbei auf deren Expertenstatus abzuheben.
- Durch eine gezielte Feldsteuerung ist das komplette Ausfallen bestimmter Expertengruppen zu verhindern. Unter Umständen sollten diese Ausfälle durch gezieltes Nachfragen oder Nachrekrutieren neutralisiert werden.
- Da ein gewisser Non-Response nicht zu verhindern ist, sollte eine differenzierte Kontrolle der Ausfälle anhand von Identifikationsmerkmalen realisiert werden.

Auf der Grundlage dieser Empfehlungen wurden der Rücklaufkontrolle und der gezielten Motivation der Experten in dieser Studie besondere Aufmerksamkeit geschenkt. Unterstützt wurde diese Panel-Begleitung durch die bereits erwähnte SPSS-Datenbank. In ihr wurden für alle Experten Daten eingepflegt, welche die Qualifikation und Gruppenzugehörigkeit[25], persönliche Kontaktdaten, den individuellen Teilnahmestatus und das Antwortverhalten markieren. Auf diese Weise konnte ohne erheblichen Aufwand das Rücklaufverhalten einzelner Experten, aber auch bestimmter Expertengruppen erhoben und Interventionen abgeleitet werden. Gegebenenfalls wurden telefonische Nachfassaktionen gestartet, wobei diese pro Person und Runde höchsten einmal durchgeführt wurden. Für eine eventuelle Nachrekrutierung wurde ein Reservepool von 30 Experten vorgehalten.

---

[25] Die Gruppenzugehörigkeit bezieht sich auf die Experten-Gruppenbildung im Zusammenhang mit der Quotenauswahl.

4 Ergebnisse der Untersuchung

4.1 Ergebnisse aus dem Experten-Delphi

4.1.1 Runde 1: Unterstützungsschwerpunkte zur Absicherung ambulanter Pflegearrangements und inhaltliche Aspekte der Pflegeberatung

Die erste Befragungsrunde diente der **Operationalisierung** des Forschungsgegenstandes. Angeschrieben wurden 25 Experten aus Theorie und Praxis (vgl. Kap. 3.2.1) mit der Bitte, zwei offen formulierte Fragen frei zu beantworten:
1. Welchen Unterstützungsbedarf haben Ihrer Meinung nach pflegebedürftige Menschen und ihre Angehörigen im Hinblick auf die dem Krankenhaus folgende häusliche Pflege?
2. Welche Inhalte für die Pflegeberatung lassen sich Ihrer Meinung nach aus dem bestehenden Unterstützungsbedarf ableiten?

Es wurden bewusst keine Antwortkategorien vorgegeben, um die Vorstellungen und Gedanken der Befragten nicht einzuschränken oder zu lenken. Insgesamt haben 17 Experten auf die Anfrage reagiert, 16 davon wohlwollend, 15 ausgefüllte Fragebögen konnten weiter bearbeitet werden. Folglich beträgt der Rücklauf aus der ersten Runde 60 %.

In der ersten Durchsicht des gesammelten Materials wurden ca. 170 (optisch wahrnehmbare) Stichpunkte gezählt. Eine differenziertere Betrachtung reduzierte den Datenbestand auf insgesamt 109 inhaltliche Stichpunkte für beide Fragen. Das Antwortverhalten der Experten war grundsätzlich sehr unterschiedlich. Besonders deutlich wurde dies an der unterschiedlich stark ausfallenden Differenzierung der benannten Phänomene. Das gewählte Auswertungsverfahren reagierte allerdings methodisch auf diese schwankenden Abstraktionsebenen (vgl. Kap. 3.1.2).

Gemäß dem zu Grunde gelegten Analyseverfahren ließen sich aus den zusammengetragenen Informationen 16 **Kategorien**[26] generieren. In der folgenden Tabelle werden die benannten Kategorien in Beziehung zu ausgewählten Originalzitaten aus den Antwortschreiben der Experten gestellt (vgl. Tabelle 7). Dem

---

[26] Die Kategorien leiten sich aus dem Unterstützungsbedarf (Frage 1) und dem Beratungsbedarf (Frage 2) ab, da alle Experten beide Fragen im gegenseitigen Kontext beantwortet haben. Eine nach Fragen getrennte Aufbereitung erschien dem Forscher vor diesem Hintergrund weder nützlich noch angemessen.

Ergebnisse aus dem Experten-Delphi

Tabelle 7: Benennung und Gewichtung der ermittelten Beratungskomplexe/Kategorien.

Pflegefertigkeiten und Pflegeprävention 13 Zitate	Beratung bei pflegerischen Erfordernissen; Schulung und Anleitung in der Pflege; Prophylaxen; Pflegefertigkeiten
Leistungsansprüche und finanzielle Hilfen 12 Zitate	Finanzierung der Pflege; Leistungen der Pflegeversicherung; Information über finanzielle Unterstützung; Gesetzliches
Hilfsmittelversorgung und Hilfsmittelgebrauch 10 Zitate	Hilfsmittelversorgung und Anpassung; Pflegehilfsmittelberatung; Hilfsmittel und Umgang; Auswahl von Hilfsmitteln
Belastungsmindernde Verhaltensweisen 9 Zitate	Entlastung der Pflegeperson; Gespräch über Belastungssituationen; Entlastungshinweise; Entlastungsmöglichkeiten
Gesundheitsstatus und Perspektiven[27] 9 Zitate	Infos zum Verstehen der Krankheit; Informationen über das Krankheitsbild; Informationsbedarf über Krankheitsverlauf
Professionelle Unterstützungssysteme 9 Zitate	Vermittlung an Beratungsstellen; Angebote ambulanter Pflegedienste; Selbsthilfegruppen; Unterstützung durch Pflegedienst
Umgang mit speziellen Versorgungsanforderungen 9 Zitate	Beratung zu speziellem Pflegebedarf (Dekubitus); Sicherheit vermitteln im Umgang mit Medikamenten
Pflegeumfeldgestaltung und Wohnraumanpassung 8 Zitate	Wohnraumanpassung (Pflegeumfeld); Pflegegerechte Wohnraumgestaltung; Beratung über Wohnraumgestaltung
Umgang mit Lebensveränderungen 7 Zitate	Bewältigung der veränderten Lebenssituation; Förderung der Copingfähigkeiten; Gespräche über Lebensgestaltung
Informelle Unterstützungssysteme 4 Zitate	Nachbarschaftshilfe; Hilfen durch Bekannte und Familienangehörige; Aufbau von informellen Unterstützungssystemen
Krisen und Problemlösungsstrategien 4 Zitate	Motivation, Stärkung, Empowerment-Aspekte; Krisenbewältigung; Umgang mit Ängsten und Befürchtungen
Gestaltung der Pflegebeziehung 4 Zitate	Gestaltung neuer Beziehungen in der Familie: Pflegebeziehung; Beziehung zwischen Pflegebedürftigen und Angehörigen

---

[27] Bei gleicher Anzahl der Nennungen bestimmt das Alphabet die Rangfolge.

Ergebnisse der Untersuchung

Hilfen durch ergänzende Dienste 4 Zitate	Informationen über ergänzende Dienste (Mahlzeitendienst); Unterstützung durch Ehrenamtliche; Kirchliche Unterstützung
Symptomwahrnehmung und Notfallmanagement 3 Zitate	Wahrnehmung von Zustandsveränderungen; Krankenbeobachtung, Notfallmanagement; Beobachten von Symptomen
Alltagsgestaltung und Alltagsroutinen 2 Zitate	Alltagsgestaltung, Alltagsroutinen; Pflege im Alltag bewältigen
Entscheidung zur Pflegeübernahme 2 Zitate	Konkrete Darstellung alternativer Pflegesituationen; Entscheidung zur Pflegeübernahme

interpretativ-reduktiven Paradigma folgend orientiert sich die Benennung der Kategorien an den Expertenformulierungen. Die Verdichtung der einzelnen Kategorie und ihre Gewichtung werden dargestellt durch die aufgeführte Anzahl der einfließenden Zitate.

4.1.2 Runde 2: Abgleich der verallgemeinerten Beratungsinhalte mit den zentralen Kategorien des Trajekt-Modells

In der Vorbereitung der zweiten Befragungsrunde wurden die 16 ermittelten Beratungskomplexe mit den von *Corbin* und *Strauss* inhaltlich hinterlegten Hauptarbeitslinien des Trajekt-Modells verglichen (vgl. *Corbin/Strauss* 1993, S. 76 ff. und *Höhmann* 2002, S. 65 ff.). Ziel dieses **Abgleichs** war die Feststellung der inhaltlichen Nähe der einzelnen Beratungskomplexe und anschließend deren Zuordnung zu den zentralen Kategorien der alltagsbezogenen, krankheits- und pflegebezogenen und psychosozialen/biografiebezogenen Unterstützungserfordernisse (vgl. Tabelle 8).

Die zweite Befragungsrunde wandte sich an die 15 Experten aus dem ersten Rücklauf. Ziel dieser zweiten Nullrunde (Runde vor der Gesamtbefragung) war die **Validierung** der Ergebnisse aus der ersten Befragungswelle – bezogen auf die Kategoriebildung und auf die erfolgte Zuordnung zu den Trajekt-Dimensionen. Die Teilnehmer hatten zum einen die Möglichkeit, die Bezeichnung des Beratungskomplexes zu bewerten und gegebenenfalls zu ändern. Andererseits wurden die Zuordnungen der einzelnen Komplexe in das übergeordnete Kategoriesystem zur Diskussion gestellt. Auch hier konnten Änderungsvorschläge eingebracht werden.

Ergebnisse aus dem Experten-Delphi

Tabelle 8: Zuordnung der Beratungskomplexe zu den Dimensionen des Trajekt-Modells (vor Validierung).

Alltagsbezogene Beratungsschwerpunkte	• Leistungsansprüche und finanzielle Hilfen • Alltagsgestaltung und Alltagsroutinen • Hilfen durch ergänzende Dienste • Informelle Unterstützungssysteme
Krankheits- und pflegebezogene Beratungsschwerpunkte	• Entscheidung zur Pflegeübernahme • Pflegefertigkeiten und Pflegeprävention • Umgang mit speziellen Versorgungsanforderungen • Professionelle Unterstützungssysteme • Hilfsmittelversorgung und Hilfsmittelgebrauch • Pflegeumfeldgestaltung und Wohnraumanpassung • Gesundheitsstatus und Perspektiven • Symptomwahrnehmung und Notfallmanagement
Psychosoziale/ biografiebezogene Beratungsschwerpunkte	• Gestaltung der Pflegebeziehung • Belastungsmindernde Verhaltensweisen • Umgang mit Lebensveränderungen • Krisen und Problemlösungsstrategien

Insgesamt haben sich 14 Experten an der zweiten Runde beteiligt – die Rücklaufquote für diesen Befragungszyklus beträgt demnach 93 %. Die **Auswertung** der kommentierten Bewertungen sollte in einem qualitativen Konsens bzgl. der Beratungsinhalte und deren Systematisierung münden, um in den folgenden quantitativen Gesamtbefragungen mit operationalisierten Items arbeiten zu können.

Um die Konsensbildung nachvollziehbar darzustellen, wird zwischen Umformulierungen von Komplexen, Verschiebungen von Komplexen innerhalb des übergeordneten Kategoriesystems und Neubildungen von Komplexen unterschieden. Allen Modifizierungen lagen deutliche – inhaltlich nachvollziehbare – Expertenvoten zu Grunde und wurden im Monitoring-Team nachhaltig diskutiert.

Nach der zweiten Befragung wurden folgende **Umformulierungen** von Beratungsschwerpunkten vorgenommen:
- *Leistungsansprüche und finanzielle Hilfen* → *Sicherung finanzieller Grundlagen*,
- *Hilfen durch ergänzende Dienste* → *Ergänzende Dienste*,
- *Entscheidung zur Pflegeübernahme* → *Perspektiven der Pflegeübernahme*,
- *Umgang mit speziellen Versorgungsanforderungen* → *spezielle Versorgungsanforderungen*,
- *Symptomwahrnehmung und Notfallmanagement* → *Symptomwahrnehmung und Symptommanagement*,
- *Umgang mit Lebensveränderungen* → *Anpassung der Lebensgestaltung*,
- *Krisen und Problemlösungsstrategien* → *Wahrnehmung und Bewältigung von Krisen*.

Innerhalb der drei zentralen Kategorien des Trajekt-Modells kam es zu folgender **Verschiebung** eines Beratungskomplexes:
- *Pflegeumfeldgestaltung und Wohnraumanpassung* (vorher: krankheits- und pflegebezogene Schwerpunkte) → alltagsbezogene Schwerpunkte.

Im Rahmen der qualitativen Konsensbildung wurde der Bedarf für die **Neubildung** eines Beratungsschwerpunktes deutlich:
- *Sicherung sozialer Beziehungen* (Umgang mit sozialen Verpflichtungen, Umgang mit Konflikten in der Familie, Verhinderung sozialer Isolation).

Aus dem geringen Umfang der notwendigen Modifizierung lässt sich ableiten, dass weitere qualitative Nullrunden in ihrem Aufwand den erwartbaren Nutzen nicht rechtfertigen würden. Es konnte davon ausgegangen werden, dass eine Meinungsstabilität über die qualitative Zusammensetzung des inhaltlichen Orientierungsrahmens erreicht wurde, auf dessen Grundlage nun die standardisierte Bewertung des Forschungsgegenstandes in vollständiger Expertenrunde durchgeführt werden konnte (vgl. Abbildung 5).

A) Alltagsbezogene Beratungsschwerpunkte

- Sicherung finanzieller Grundlagen
- Alltagsgestaltung und Alltagsroutinen
- Pflegeumfeldgestaltung und Wohnraumanpassung
- Informelle Unterstützungssysteme
- Ergänzende Dienste

B) Krankheits- und pflegebezogene Beratungsschwerpunkte

- Perspektiven der Pflegeübernahme
- Pflegefertigkeiten und Pflegeprävention
- Spezielle Versorgungsanforderungen
- Professionelle Unterstützungssysteme
- Hilfsmittelversorgung und Hilfsmittelgebrauch
- Gesundheitsstatus und Perspektiven
- Symptomwahrnehmung und Symptommanagement

C) Psychosoziale und biografiebezogene Beratungsschwerpunkte

- Gestaltung der Pflegebeziehung
- Belastungsmindernde Verhaltensweisen
- Sicherung sozialer Beziehungen
- Anpassung der Lebensgestaltung
- Wahrnehmung und Bewältigung von Krisen

Abb. 5: Konsens über Systematik der Beratungsschwerpunkte.

4.1.3 Runde 3 und 4: Aktuelle Verwirklichung und Empfehlungen zur Umsetzung der einzelnen Beratungsschwerpunkte

In den sich anschließenden **zwei Befragungswellen** wurden die ermittelten Beratungsschwerpunkte zum einen in den Kontext ihrer Wichtigkeit (Soll-Zustand) und ihrer Intensität bzgl. der aktuellen Praxis (Ist-Zustand) gestellt. Darüber hinaus wurde die aktuelle professionelle Besetzung der Beratungsthemen (Ist-Zustand) untersucht und erfragt, durch wen die beschriebenen Beratungskomplexe perspektivisch fachlich zu verantworten sind (Soll-Zustand). Inhalt und Aufbau der Fragebögen aus Runde 3 und 4 waren weitgehend identisch – abgesehen vom integrierten (anonymen) Ergebnis-Feedback in der letzten Runde.

Gemindert um die Anzahl der Aussteiger aus den ersten beiden Runden wurde nun erstmalig der gesamte Expertenpool (37 Experten) befragt. In die Auswertung der ersten Gesamt-Delphi-Runde (Runde 3) konnten bei 70 % **Rücklauf** 26 bearbeitete Fragebögen einfließen. In der zweiten Gesamtbefragung (Runde 4) war der Rücklauf mit 65 % etwas geringer. Es wurden 17 Bögen bearbeitet. Damit erreichte die Studie über alle vier Befragungswellen einen Gesamt-Response von 34 %, wobei über allen Befragungszyklen ein ausgewogenes Verhältnis der Expertengruppen (vgl. Kap. 3.2.1) realisiert werden konnte. Auf eine Nachrekrutierung zum Ausgleich der Expertenzusammensetzung konnte verzichtet werden.

Die **Wichtigkeit** (Soll-Zustand) der einzelnen Beratungskomplexe für die Vorbereitung und Festigung der häuslichen Pflege wurde durch die Experten auf einer vierstufigen Likert-Skala bewertet. Die angegebenen Werte in der Übersicht beziehen sich auf den Median als Zentralmaß der Tendenz ordinalskalierter Messniveaus (vgl. Tab. 9).

Über die Wichtigkeitseinstufung der alltagsbezogenen Beratungsschwerpunkte bestand bereits nach der dritten Befragungswelle ein breiter Konsens. Allen Bereichen wurde eine hohe Wichtigkeit zugesprochen. Wenngleich die Expertenanzahl zu gering ist, um Verbindungen zwischen dem Antwortverhalten einzelner Expertengruppen und ihrer beruflichen Sozialisation zu untersuchen, so zeigt sich doch im Trend, dass die Experten aus der Pflegewissenschaft in Runde 3 den alltagsbezogenen Beratungsinhalten eine höhere Bedeutung beigemessen haben, als die Experten aus der Pflegepraxis. Eine Annäherung der Meinungen wurde dann nach Runde 4 erreicht.
Auch die krankheits- und pflegebezogenen Beratungskategorien wurden in ihrer Wichtigkeit vom gesamten Expertenkollektiv sehr hoch votiert.
Abweichungen vom Gesamttrend waren in den letzen beiden Teilkomplexen zu beobachten. Hier bewerteten die Experten aus der Pflegepraxis einen Skalen-

Ergebnisse der Untersuchung

Tabelle 9: Aktuelle Umsetzungsintensität und empfohlene Priorität der einzelnen Beratungsschwerpunkte (Skala 1–4: überhaupt nicht bis sehr intensiv/wichtig).

Beratungsschwerpunkte	Ist-Zustand	Soll-Zustand
• Sicherung finanzieller Grundlagen	4	4
• Alltagsgestaltung und Alltagsroutinen	2	4
• Pflegeumfeldgestaltung und Wohnraumanpassung	3	4
• Informelle Unterstützungssysteme	2	4
• Ergänzende Dienste	3	3
• Perspektiven der Pflegeübernahme	2	4
• Pflegefertigkeiten und Pflegeprävention	2	4
• Spezielle Versorgungsanforderungen	3	4
• Professionelle Unterstützungssysteme	3	4
• Hilfsmittelversorgung und Hilfsmittelgebrauch	3	4
• Gesundheitsstatus und Perspektiven	2	4
• Symptomwahrnehmung und -management	2	4
• Gestaltung der Pflegebeziehung	2	4
• Belastungsmindernde Verhaltensweisen	2	4
• Sicherung sozialer Beziehungen	2	4
• Anpassung der Lebensgestaltung	2	4
• Wahrnehmung und Bewältigung von Krisen	2	4

punkt niedriger in der 3. Runde, fanden allerdings nach Runde 4 den Einklang mit den Pflegewissenschaftlern.

Mit Ausnahme der *Sicherung sozialer Beziehungen* wurden alle psychosozialen Beratungsinhalte bereits in Runde 3 als sehr wichtig eingestuft. Auch hier waren es die Experten aus der Praxis, welche geringer bewerteten.

Der Wichtigkeit einzelner Beratungsinhalte gegenüber steht die **Intensität** (Ist-Zustand), in der dieselben in der derzeitig gängigen Praxis berücksichtigt werden. Mitunter werden deutliche Ist-Soll-Unterschiede sichtbar. Zudem gehen auch die Meinungsbilder der unterschiedlichen Expertengruppen auseinander.

Hinsichtlich der alltagsbezogenen Beratungsschwerpunkte bestimmte weitgehende Einigkeit über beide Runden hindurch das Meinungsspektrum der Experten. Im Komplex *Sicherung finanzieller Grundlagen* gab es zwischen Runde 3 und 4 eine Meinungsbildverschiebung in Richtung einer größeren Intensität. Der Bezug zu *informellen Unterstützungssystemen* und zu *Alltagsgestaltung und Alltagsroutinen* findet aus Sicht der Befragten bislang nur mäßig Eingang in die Praxis der Pflegeberatung.

Auch die Intensität krankheits- und pflegebezogener Inhalte weicht in allen Items von ihrer Wichtigkeit ab. Eine Konsentierung fand in den ersten beiden Teilkomplexen statt. Ein tieferer Blick in das Datenmaterial verdeutlicht, dass die Experten aus der Pflegepraxis in der ersten Gesamtbefragung die Intensitäten höher eingeschätzt haben als in der Folgerunde. Die Gruppe der Pflegewissenschaftler näherte sich in der Kategorie *professionelle Unterstützungssysteme* dem abschließenden Konsens von einer niedrigeren Bewertung aus an.

Der Beratung zu psychosozialen/biografiebezogenen Schwerpunkten wird aus Sicht der Experten in der gängigen Praxis zu wenig Raum zugestanden. Es gibt deutliche Abweichungen zwischen der Wichtigkeit und der Intensität einzelner Komplexe. Hier waren die Meinungsbilder beider Expertengruppen weitgehend homogen. In der ersten quantitativen Runde wurde der Punkt *Gestaltung der Pflegebeziehung* auf der geringsten Intensitätsstufe bewertet. Das Korrektiv der Delphi-Methode bewirkte dann eine um einen Punkt höhere Neubewertung.

Ein weiteres Ziel der Befragung war die Beschreibung der **professionellen Ausgestaltung** der bewerteten Beratungskomplexe. Die Fragen stellten einerseits auf die hierfür erforderliche Expertise ab. Es wurde gefragt, wer sich für die Beratung der einzelnen Schwerpunkte verantwortlich fühlen sollte. Andererseits wurde auch in diesem Zusammenhang die Ist-Situation erschlossen. Die Experten wurden gebeten, einzuschätzen, durch welche Berufsgruppe oder Institution die genannten Komplexe derzeit bevorzugt bearbeitet werden. Interessanterweise existierte hinsichtlich der professionellen Aufteilung in beiden Teilfragen über beide Befragungswellen hinweg ein stabiler Konsens. Es gab in der Gesamtbetrachtung keine Regulationen der Meinungsbilder bzgl. der beruflichen Zuordnungen. Lediglich eine Konsolidierung der Meinungsstabilität wurde erreicht. Auch das Meinungsspektrum der unterschiedlichen Expertengruppen (Pflegepraxis und Pflegewissenschaft) war überwiegend deckungsgleich. Vor dem Hintergrund dieses Gesamtbefundes erscheint eine getrennte Auswertung der Runden 3 und 4 nicht erforderlich.

In der folgenden Übersicht wird aufgezeigt, in welchen Verantwortlichkeiten (Ist- und Soll-Zustand) die Experten die einzelnen Beratungskomplexe sehen (vgl. Tab. 10). Ausgehend von der derzeitig in der Praxis üblichen Aufgabenzuweisung wird die anzustrebende berufliche Verantwortung benannt. Angeboten wurden in der Befragung die Berufsgruppen Pflege, Medizin, Sozialdienst und Andere (mit näherer Beschreibung).

Ergebnisse der Untersuchung

Tabelle 10: Aktuelle Umsetzung und empfohlene Zuordnung der einzelnen Beratungsschwerpunkte bzgl. der verantwortlichen Berufsgruppen.

Beratungsschwerpunkte	Ist-Zustand	Soll-Zustand
• Sicherung finanzieller Grundlagen • Alltagsgestaltung und Alltagsroutinen • Pflegeumfeldgestaltung und Wohnraumanpassung • Informelle Unterstützungssysteme • Ergänzende Dienste	Sozialdienst Pflege Sozialdienst Sozialdienst Sozialdienst	Sozialdienst Pflege Pflege Pflege Pflege
• Perspektiven der Pflegeübernahme • Pflegefertigkeiten und Pflegeprävention • Spezielle Versorgungsanforderungen • Professionelle Unterstützungssysteme • Hilfsmittelversorgung und Hilfsmittelgebrauch • Gesundheitsstatus und Perspektiven • Symptomwahrnehmung und -management	Sozialdienst Pflege Pflege Sozialdienst Pflege Medizin Medizin	Pflege Pflege Pflege Pflege Pflege Medizin Pflege
• Gestaltung der Pflegebeziehung • Belastungsmindernde Verhaltensweisen • Sicherung sozialer Beziehungen • Anpassung der Lebensgestaltung • Wahrnehmung und Bewältigung von Krisen	Pflege Pflege Sozialdienst Sozialdienst Sozialdienst	Pflege Pflege Pflege Pflege Pflege

Die befragten Experten aus Pflegewissenschaft und Pflegepraxis waren sich in der Betrachtung alltagsbezogener Beratungskomplexe einig über die überwiegende Verortung entsprechender Themen im Verantwortungsbereich der Pflege. Allein die *Sicherung finanzieller Grundlagen* wird auch zukünftig als Schwerpunkt der Sozialarbeit gesehen. Aus der Perspektive der Pflegewissenschaftler werden derzeit alle Themen vom Sozialdienst der Kliniken bearbeitet. Dem entgegen vermuten die Experten aus der Pflegepraxis den thematischen Bereich der *Alltagsgestaltung und Alltagsroutinen* aktuell bei den Pflegenden.

Sehr homogen sind die Standpunkte beider Expertengruppen bzgl. der krankheits- und pflegebezogenen Schwerpunkte. Diese werden momentan nahezu gleichverteilt durch die Professionen Pflege, Medizin und Sozialarbeit (in beschriebener Intensität) wahrgenommen. Im Sinne einer Erweiterung des Beratungs- und Leistungsspektrums der Profession sollten aber alle in diesem zweiten Komplex zusammengefassten Inhalte bis auf die Kategorie *Gesundheitsstatus und Perspektiven* der Domäne der Pflege zugeschlagen werden. Die Aufklärung über den gesundheitlichen Zustand, entsprechende Behandlungsmöglichkeiten und Entwicklungswahrscheinlichkeiten wird von allen Experten weiterhin geschlossen als Aufgabe der medizinischen Beratung verstanden.

Die Beratung zu psychosozialen Aspekten im Rahmen des pflegerischen Entlassungsmanagements wird aus Expertensicht in der aktuellen Praxis sowohl durch die Pflege als auch durch die Sozialarbeit realisiert. In der differenzierteren Betrachtung konnten in diesem Punkt Meinungsverschiebungen zwischen beiden Befragungsrunden beobachtet werden. Während nach Runde 3 die Experten aus Pflegewissenschaft lediglich zwei Kategorien vom Sozialdienst vertreten sahen (*Sicherung sozialer Beziehungen*, *Anpassung der Lebensgestaltung*), betonten die Experten der Pflegepraxis eine nahezu vollständige Bearbeitung des gesamten Komplexes durch die Sozialarbeit. Die Meinungen näherten sich in der vierten Runde allerdings deutlich an: *Gestaltung der Pflegebeziehung* und *belastungsmindernde Verhaltensweisen* werden derzeit in pflegerischer Verantwortung gesehen, die verbleibenden Themen als Inhalte der Sozialarbeit. Perspektivisch sind aus Sicht der Experten alle Themen relevant für die pflegerische Beratungsarbeit.

4.2 Pflegeberatung im Entlassungsmanagement (Leitfaden)

4.2.1 Alltagsbezogene Beratungsschwerpunkte

Sicherung finanzieller Grundlagen: Einerseits verbindet sich Pflegebedürftigkeit oftmals mit erheblichen materiellen Aufwendungen. Andererseits verändert sich für die Pflegebedürftigen/pflegenden Angehörigen die berufliche Situation mit Auswirkungen auf das Einkommen. In diesem Zusammenhang stellen sich existenzielle Fragen zur Absicherung der finanziellen Grundlagen.

Ziel einer kompetenten Beratung ist es, die Betroffenen über gesetzliche Leistungsansprüche aufzuklären, welche sich bspw. im Rahmen des SGB XI und darüber hinaus erschließen lassen. Des Weiteren sollte auch die berufliche Perspektive des Pflegebedürftigen/pflegenden Angehörigen in das Blickfeld gerückt werden, um diese an die veränderten Ressourcen anzupassen. In Anhängigkeit von der zugrundeliegenden Erkrankung und dem sich anschließenden Ausmaß an Hilfebedürftigkeit gilt es, die Relevanz weiterer materieller Unterstützungsangebote (z. B. Zuwendungen aus Härtefonds) zu prüfen.

Die befragten Experten sind sich einig, dass dieser Beratungsschwerpunkt dem Leistungsspektrum der Kliniksozialarbeit zuzuordnen ist. Die beschriebenen Beratungsinhalte fließen aktuell bereits mit der erforderlich hohen Priorität in die Beratungspraxis ein.

Alltagsgestaltung und Alltagsroutinen: Dieser Beratungsschwerpunkt wendet sich dem Alltag der Betroffenen zu. Bei neu auftretender oder längerfristig bestehender Pflegebedürftigkeit entwickeln sich alltägliche Erfordernisse zu komplexen Herausforderungen. Gewohnte tagesstrukturierende Abläufe kommen nicht zustande oder werden als gestört wahrgenommen. Neben der pflegerischen Versorgung bestehende Verpflichtungen (z. B. Haushalt, Kinderbetreuung) können nur unter großen Kompromissen oder gar nicht bewältigt werden.

Hier ist es Auftrag der Pflegeberatung, gemeinsam mit den Pflegebedürftigen/ pflegenden Angehörigen eine alternative Tagesstruktur zu entwerfen, welche den pflegerischen Versorgungsanforderungen entspricht und diese mit den alltäglichen Pflichten und Bedürfnissen der Betroffenen verbindet. Ziel dieser Alltagsstrukturierung ist zudem die Schaffung eines stabilen Ausgleichs von Belastungs- und Entlastungsphasen unter Berücksichtigung vorhandener Ressourcen.

Aus Sicht der Experten wird dieser Beratungsschwerpunkt aktuell bereits durch Pflegende umgesetzt. Allerdings wird den benannten Themen derzeit zu wenig Raum gegeben. Eine Aufwertung der entsprechenden Inhalte wird empfohlen.

Pflegeumfeldgestaltung und Wohnraumanpassung: Die Pflege und Betreuung eines Familienangehörigen im privaten Umfeld erfordert häufig eine Anpassung der häuslichen Wohnverhältnisse. Praktische Erwägungen bestimmen den Umgestaltungsprozess ebenso, wie die Berücksichtigung von Bedürfnissen der Betroffenen und die Ausgrenzung von Risikofaktoren (z. B. Sturzrisiken).

Die Bemühungen des Beraters sind in diesem Beratungsschwerpunkt daraufhin ausgerichtet, eine situationsangemessene Anpassung des Wohnraumes anzuregen, zu unterstützen bzw. zu vermitteln. Im Vordergrund stehen Hinweise zur Gestaltung des Pflegezimmers, der sanitären Einrichtungen und der unmittelbaren Umgebung. Ziel ist es, die räumlichen Rahmenbedingungen für eine ressourcenorientierte, aktivierende Pflege in einem angenehmen und ggf. barrierefreien Wohnumfeld zu schaffen.

Bislang lag dieser Beratungsschwerpunkt überwiegend im Verantwortungsbereich der Kliniksozialarbeit. Den Empfehlungen der Expertenrunde zufolge sollte der gesamte Schwerpunkt zukünftig jedoch – mit insgesamt höherer Priorität – in die pflegerische Beratungsarbeit integriert werden.

Informelle Unterstützungssysteme: Häufige Ursache für die Überforderung pflegender Angehöriger ist zum einen ihr eigenes Unvermögen, andere Familienmitglieder, Freunde oder Bekannte in die Versorgung der Pflegebedürftigen einzubeziehen. Zum anderen wird die pflegerische Betreuungsaufgabe von der

Umwelt als Einzelauftrag an den unmittelbaren Angehörigen gewertet. Die sich aufschichtenden Probleme bleiben aufgrund der wachsenden Isolation für das soziale Umfeld verborgen und münden in Überlastungssituationen. Da den Betroffenen diese Mechanismen nicht bekannt sind, ist es ihnen nur schwer möglich, aus den eigenen Ressourcen heraus Strategien zu entwickeln, um die beschriebenen Überlastungsrisiken zu mindern.

Hier setzt erneut der Beratungsauftrag an. Auf der Basis einer Einschätzung der informellen Strukturen und Beziehungen (Familie, Freunde, Bekannte) werden mit dem Pflegebedürftigen/pflegenden Angehörigen Möglichkeiten erschlossen, die Verantwortung für Pflege und Betreuung aufzuteilen, um Freiräume und Erholungsphasen abzusichern. Darüber hinaus kann Entlastung erreicht werden, indem Familienmitglieder und Nachbarn in zusätzlich belastende Aufgaben (z. B. Hausarbeit, Gartenarbeit) eingebunden werden.

Die Experten schätzen die genannten Beratungsinhalte derzeit als zu gering bewertet ein. Aus ihrer Sicht ist es erforderlich, informelle Unterstützungssysteme häufiger zu thematisieren. Es wird vorgeschlagen, entsprechende Schwerpunkte zukünftig der pflegerischen Beratungsarbeit zuzuordnen.

Ergänzende Dienste: Parallel zum Leistungsspektrum der ambulanten Pflegedienste existiert eine Vielzahl ergänzender Dienstleistungsangebote, welche darauf ausgerichtet sind, die häusliche Betreuung Pflegebedürftiger zu erleichtern (z. B. Mahlzeitendienst, Hausnotrufdienst, Einkaufservice). Zusätzlich bieten sozial ausgerichtete Träger oder Privatpersonen ehrenamtliche Unterstützung an. Die Vielfalt der Angebote erschwert es den Betroffenen, sich eine Übersicht über die ergänzenden Dienste zu verschaffen und diese effektiv zu nutzen.
Im Rahmen einer professionellen Pflegeberatung sollte die Fülle der Leistungen strukturiert werden, um sie den Bedürfnissen der Pflegebedürftigen/pflegenden Angehörigen gegenüberzustellen und auf diese Weise eine Entscheidung zu erleichtern.

Bezüglich des beschriebenen Beratungsschwerpunktes plädieren die Experten entgegen der bisherigen Umsetzung ebenfalls für die inhaltliche Ausgestaltung der Themen durch Pflegende. Die Intensität, mit welcher die Beratungsinhalte aktuell bearbeitet werden, wird durch die Expertenrunde als ausreichend hoch bewertet.

4.2.2 Krankheits- und pflegebezogene Beratungsschwerpunkte

Perspektiven der Pflegeübernahme: Die Entscheidung zur Übernahme der häuslichen pflegerischen Betreuung eines kranken oder behinderten Angehörigen ist von grundsätzlichem Charakter und stellt sich demnach für alle Beteiligten unmittelbar nach der Feststellung eines entsprechenden Bedarfs. Aber auch jede Situationsveränderung – bezogen auf den Pflegebedarf, die sozialen oder beruflichen Bedingungen bzw. auf die Ressourcen des Pflegenden – ist ein potenzieller Anlass, die getroffene Entscheidung zu hinterfragen. Um sich für eine pflegerische Versorgungsform (ambulant, teilstationär, stationär) entscheiden zu können, welche den Ansprüchen und Fähigkeiten der Betroffenen ebenso entspricht, wie den materiellen und sozialen Gegebenheiten, bedarf es zunächst einer adäquaten Situationseinschätzung und schließlich einer strukturierten Prüfung vorhandener Versorgungsmöglichkeiten. Dem Pflegebedürftigen/pflegenden Angehörigen fehlen hierfür nicht nur Wissen und Erfahrung, sondern auch der notwendige Abstand zur eigenen Lagebetrachtung.

Aufgabe der Pflegeberatung im Entlassungsmanagement ist es folglich, den geschilderten Entscheidungsprozess zwischenmenschlich und inhaltlich zu begleiten. Eine Klärung des Betreuungsbedarfs sollte – so weit möglich – Intensität, Tendenz und Dauer der Pflegebedürftigkeit berücksichtigen. Vor dem Hintergrund dieser Einschätzung und der Analyse vorhandener Ressourcen werden schließlich unterschiedliche Betreuungsvarianten und Unterstützungsangebote diskutiert und bewertet.

Die Experten gehen davon aus, dass die benannten Beratungsinhalte bisher nur unzureichend berücksichtigt werden. Sie sind sich dem entgegen aber einig über die hohe Relevanz der Thematik, welche aus ihrer Sicht zukünftig durch die Pflegenden zu verantworten sein wird.

Pflegefertigkeiten und Pflegeprävention: Mit der Bereitschaft zur Übernahme der Pflege des Familienangehörigen widmen sich die Betroffenen auch aus rein praktischer Sicht in den meisten Fällen einem völlig neuen Aufgabenspektrum. Die komplexen Zusammenhänge der vielfältigen Interventionen im Blick wendet sich dieser Beratungsschwerpunkt vordergründig den erforderlichen Pflegehandlungen zu. Bestehendes Vorwissen, Intuition und die Bereitschaft, aus Erfahrungen zu lernen sind wichtige Voraussetzungen für die Erweiterung der Pflegekompetenz der Betroffenen. Diese allein allerdings werden nicht genügen, um eine ziel- und ressourcenorientierte und qualitätsvolle Laienpflege sicherzustellen.

Hierfür bedarf es eines Beratungs- und Schulungsangebots, welches mit allen Beteiligten abgestimmt ist und vorhandene Kapazitäten berücksichtigt. Ziel sollte es sein, den Pflegebedürftigen/pflegenden Angehörigen grundsätzlich zu befähigen, relevante Pflegeprobleme zu bewältigen, indem sie den Bedarf an Fremd- und Selbstpflege einschätzen können, erforderliche Maßnahmen ableiten, durchführen oder veranlassen und die erzielten Effekte bewerten können. In diesem Zusammenhang sollten allgemeinpflegerische Handlungsabläufe unter Berücksichtigung schonender Arbeitsweisen geschult werden. Auch die Aufklärung über pflegerische Risiken und notwendige Prophylaxen zur Vermeidung derselben werden unter diesem Beratungsschwerpunkt zusammengefasst. Darüber hinaus ist es anzustreben, bei den Betroffenen ein Bewusstsein zu schaffen für vorhandene Ressourcen des Pflegebedürftigen, um Fördermöglichkeiten zu erkennen und auf diese Weise einer aktivierenden Pflege den Weg zu bereiten.

Die Ergebnisse der Expertenbefragung lassen schließen, dass diverse pflegeinhaltliche Schwerpunkte bereits Eingang in die pflegerische Beratungspraxis gefunden haben. Allerdings verdeutlicht sich ein erheblicher Erweiterungsbedarf dieses Beratungsschwerpunktes – auch zukünftig unter der Regie der Pflegenden.

Spezielle Versorgungsanforderungen: In enger inhaltlicher Beziehung zum vorhergehenden Komplex thematisiert dieser Beratungsschwerpunkt ergänzend zum allgemeinpflegerischen Anforderungsprofil die speziellen Versorgungsaufgaben innerhalb der häuslichen Pflege. Diese sind primär abhängig von medizinischen Indikationen (Behandlungspflege) und daher nur begrenzt durch pflegende Angehörige zu übernehmen. Im Interesse einer gesteigerten Alltagsautonomie sind die Betroffenen dennoch bemüht, sich einzelne oder auch komplexe spezielle pflegerische Verrichtungen zu erschließen. Vorwiegend handelt es sich dabei um die Gabe/Einnahme von Medikamenten (z. B. Schmerzmedikation), die Einhaltung erkrankungsabhängiger Ernährungsrichtlinien (z. B. bei Stoffwechselerkrankungen), die Bedienung technischer Geräte (z. B. transportables Sauerstoffgerät) oder die Versorgung von Wunden (z. B. chronische Ulzera).

Um spezielle Versorgungsanforderungen durch pflegende Angehörige oder die Pflegebedürftigen selbst abzusichern, bedarf es in jedem Fall einer Klärung der rechtlichen Rahmenbedingungen und individuellen Voraussetzungen. Besteht ein Spielraum zur Verantwortungsübernahme und -bereitschaft, so schließt sich ein strukturiertes Schulungsprogramm an – immer auch verbunden mit beratenden und begleitenden Unterstützungsangeboten.

Diesen Beratungsschwerpunkt sehen die Experten bereits recht intensiv durch Pflegende umgesetzt. Dennoch wird auch für die Beratung zu speziellen Versorgungsanforderungen perspektivisch mehr Raum benötigt. Mit uneingeschränkter Einigkeit wird dieser Beratungskomplex der Pflege zugeschlagen.

Professionelle Unterstützungssysteme: Die Inanspruchnahme professioneller Unterstützung zur Bewältigung der häuslichen Betreuung hilft zum einen, die persönliche Belastung des pflegenden Angehörigen zu reduzieren und gewährleistet bzw. ergänzt zum anderen eine fachlich kompetente Pflege. Mit regionalen Unterschieden richten Pflegedienste ihr Kompetenzspektrum auf spezielle Erkrankungen oder Versorgungssituationen aus und halten neben den üblichen allgemein- und behandlungspflegerischen Leistungen zusätzliche Angebote vor, um eine ambulante Betreuung pflegebedürftiger Menschen in ihren Familien zu ermöglichen. Darüber hinaus erleichtern kommunale, gemeinnützige oder private Beratungs- und Koordinierungsstellen und diverse Selbsthilfegruppen den Zugang zu wichtigen Informationen und Leistungen zur Unterstützung des häuslichen Pflegearrangements.

Dennoch ist vielen Betroffenen der Zugriff auf professionelle Unterstützungssysteme erschwert. Verantwortlich sind einerseits innere Barrieren und andererseits mangelndes Wissen um die Rahmenbedingungen. Die Inanspruchnahme externer Hilfe wird als eigene Schwäche interpretiert oder als Störfaktor wahrgenommen, der bestehende Pflegebedarf wird als zu niedrig eingeschätzt, um professionelle Pflege einzufordern, die Möglichkeiten und Notwendigkeiten präventiver und rehabilitativer Pflege werden unterschätzt, durch Kostenträger finanzierte Zusatzangebote sind unbekannt. Das zugrundeliegende Wissensdefizit auszugleichen und persönliche Vorbehalte oder überzogene Ansprüche zu korrigieren ist inhaltlicher Auftrag dieses Beratungsschwerpunktes.

Der Blick auf das abschließende Expertenurteil zeigt für diesen Themenkomplex einen Wechsel in der beruflichen Zuordnung auf. War bislang überwiegend der Kliniksozialdienst für diesen Beratungsinhalt zuständig, so werden es im Weiteren die Pflegenden sein. Die aktuelle Umsetzung reicht laut Expertengremium in ihrer Intensität nicht an das erforderliche Maß heran. Auch hier muss ein Ausgleich in den Prioritäten geschaffen werden.

Hilfsmittelversorgung und Hilfsmittelgebrauch: Pflegebedürftige haben unter konkreten Indikationen einen gesetzlichen Anspruch auf eine adäquate Versorgung mit Pflegehilfsmitteln. Unterschieden werden technische Hilfsmittel zur Erleichterung der Pflege (z. B. Lifter, Pflegebetten inkl. Zubehör, Lagerungshilfen oder Rollstühle), Hilfsmittel zur Körperpflege/Hygiene (z. B. Badewanneneinsätze, Toilettenstühle, Produkte zur Betthygiene), Hilfsmittel zur Mobilität und selbstständigen Lebensführung (z. B. An-/Ausziehhilfen, Notrufsysteme, mobile Rampen), Hilfsmittel zur Linderung von Beschwerden (z. B. Matratzenauflagen, Sitz-/Liegehilfen) und zum Verbrauch bestimmte Hilfsmittel (z. B. Inkontinenzmaterial/ableitende Systeme, Handschuhe). Eine angemessene Hilfsmittelversorgung – auf die Bedürfnisse und Erfordernisse der Betroffenen ausgerichtet – leistet einen entscheidenden Beitrag zur Unterstützung der häuslichen Pflege bzw. ermöglicht diese erst. Aber nicht nur eine bedarfsgerechte Ausstattung, sondern insbesondere auch die geschulte Anwendung der vorhandenen Hilfsmittel ist Bedingung für eine abgesicherte pflegerische Betreuung.

Der aufgezeigten hohen Priorität einer individuellen Hilfsmittelversorgung gegenüber steht eine unüberschaubare Vielfalt von Produkten und produktorientierten Homecare-Dienstleistungen. Um Unter- und Überversorgung zu vermeiden, bedarf es einer produktneutralen Beratung der Pflegebedürftigen/pflegenden Angehörigen. Mit pflegefachlichem Sachverstand gilt es, die erwartbare häusliche Pflegesituation einzuschätzen, einen realistischen Hilfsmittelbedarf abzuleiten und organisatorische Unterstützung bei der Beschaffung anzubieten. Darüber hinaus sollten Schulungsangeboten zur Anwendung vorhandener Pflegehilfsmittel vorgehalten bzw. vermittelt werden.

Die Experten bescheinigen diesem – aus ihrer Sicht eindeutig pflegerischen – Beratungsschwerpunkt bereits eine hohe Umsetzungsintensität, erwarten dennoch im Trend eine erforderliche Steigerung.

Gesundheitsstatus und Perspektiven: Pflegebedürftigkeit ist kein Phänomen, welches losgelöst von medizinisch-biologischen Zusammenhängen existiert. Den Betroffenen Pflegebedürftigkeit als Folge einer Erkrankung oder Behinderung oder aber als Konsequenz natürlicher Alterungsprozesse begreifbar zu machen, ist Voraussetzung für eine bewusste Auseinandersetzung mit der bevorstehenden bzw. bereits durchgeführten Pflege. Gelingt es dem Pflegebedürftigen/pflegenden Angehörigen, Ursachen, Auswirkungen und Verlauf der Erkrankung zu verstehen, würdigt er auch das eigene pflegerische Handeln als zielgerichtet. Die eventuell auftretenden Veränderungen im Erleben und Verhalten der pflegebedürftigen Person und in der Beziehung untereinander kann vor einem breiteren Verständnis reflektiert und bewertet werden.

Ziel dieses Beratungsschwerpunktes ist es daher, den Betroffenen die Möglichkeit zu geben, sich über das zugrundeliegende Krankheitsbild generell und konkret über den individuellen Zustand zu informieren. Es gilt, ein Grundverständnis für die kausalen Zusammenhänge zwischen dem sichtbaren und potenziellen Pflegebedarf und krankheitsbedingten Prozessen zu erzielen und, sofern möglich, einen Ausblick auf mögliche Entwicklungsperspektiven zu geben. Gesprächsangebote mit benannter inhaltlicher Ausrichtung sollten am bestehenden Vorwissen der Betroffenen anknüpfen und in besonderem Maße klientenzentriert gestaltet sein.

Die befragte Expertengruppe schlägt vor, einem diesbezüglichen Beratungsbedarf in Zukunft noch mehr als bisher zu entsprechen. Eindeutig positionieren sich die Fachleute hinsichtlich der professionellen Ausgestaltung. Dieser Beratungsschwerpunkt ist und bleibt eine Domäne der Medizin.

Symptomwahrnehmung und Symptommanagement: Die richtige und zeitnahe Bewertung von sichtbaren (körperlichen) oder nicht sichtbaren (geistigen, emotionalen) Veränderung beim Pflegebedürftigen und das Ableiten von angemessenen Konsequenzen gehört zweifellos zu den wichtigen Kompetenzen des pflegenden Angehörigen bzw. des Pflegebedürftigen selbst. Diese kurzfristig aufzubauen, gelingt den Betroffenen nicht unmittelbar aus eigener Kraft. In der Konsequenz können einerseits Gesundheits- und Pflegerisiken nicht adäquat bewertet werden. Andererseits werden Zustandsverbesserungen nicht realisiert. Die in beiden Situationen versäumte erforderliche Umstellung der Betreuung widerspricht einer bedarfsgerechten, präventiven bzw. aktivierenden Pflege. In Grenzsituationen leitet sich aus dieser Unfähigkeit eine potenzielle Gesundheitsgefährdung für den Pflegebedürftigen ab.

Die Betroffenen sollten durch eine professionelle Beratung und Schulung befähigt werden, wichtige Körpersignale (z. B. Stimmung, Bewusstsein, Haut, Puls, Atmung, Körpertemperatur, Schweiß, Ausscheidung, Schmerzempfinden) regelmäßig zu beobachten und zu interpretieren. Sie sollten sensibilisiert werden für kritische Zustandsveränderungen und wissen, in welchen Situationen professionelle Hilfe notwendig wird.

Aktuell fühlen sich für diesen Beratungsschwerpunkt vorwiegend die Mediziner verantwortlich. Allerdings wird die derzeitige Beratungsintensität für diesen Bereich als unzureichend eingestuft. Die Experten empfehlen, die vorgestellten Inhalte in den Beratungsauftrag der Pflegenden zu integrieren und diesem zukünftig mehr Raum zu geben.

4.2.3 Psychosoziale und biografiebezogene Beratungsschwerpunkte

Gestaltung der Pflegebeziehung: Unter den Herausforderungen der Pflegebedürftigkeit bzw. der zugrundeliegenden Erkrankung/Behinderung entwickelt sich über die ursprüngliche Beziehung hinaus eine zusätzliche Interaktionsebene zwischen dem Pflegebedürftigen und dem pflegenden Angehörigen. Diese generiert sich aus den zwischenmenschlichen Bindungen, biografischen Bedingungen oder aus moralischen aber auch finanziellen Verpflichtungen. Die Motivation der Pflegeübernahme, das Ausmaß an Pflegebedürftigkeit und vorhandene Umweltfaktoren (soziales Netzwerk, finanzielle Absicherung etc.) wirken sich auf die Qualität und Stabilität der Pflegebeziehung aus. Um diese in Abhängigkeit vom bestehenden Belastungsprofil konstruktiv und nachhaltig zu gestalten, bedarf es einer hohen sozialen Kompetenz der Betroffenen und einer professionellen Begleitung.

Einen geeigneten Rahmen für diese Unterstützung bietet aufgrund der inhaltlichen Zusammenhänge die Pflegeberatung. Die etablierte Beratungsbeziehung zwischen dem pflegenden Angehörigen/Pflegebedürftigen und dem professionellen Pflegeberater ermöglicht neben der Vertiefung alltagsbezogener und pflegeinhaltlicher Themen auch die Reflexion der Beziehung zwischen den Beteiligten. Unter der Voraussetzung eines hohen Maßes an Fachlichkeit leitet der Berater die Betroffenen an, die neu entstandene Beziehungsebene zu betrachten, zu bewerten und gegebenenfalls neu zu ordnen. Auf der Suche nach einem adäquaten Umgang mit pflegebedingten Belastungen und Einschränkungen gilt es, gegenseitiges Verständnis für bestehende Ansprüche und Bedürfnisse zu entwickeln und potenziellen Konflikten vorzubeugen.

Die Experten sehen diesen Beratungsschwerpunkt aktuell nur unzureichend umgesetzt. Sie gehen davon aus, dass entsprechende Inhalte unbedingt intensiver thematisiert werden sollten. Sowohl gegenwärtig, als auch in der Zukunft liegt die Verantwortung für diesen Beratungskomplex primär bei der Pflege.

Belastungsmindernde Verhaltensweisen: Die tägliche Auseinandersetzung mit der Betreuung und Pflege des Angehörigen fordert in hohem Maße physische und psychische Ressourcen ein. Um diese auch langfristig vorhalten zu können, bedarf es einerseits der Fähigkeit, neben den eigenen Anstrengungen auch auf die Ressourcen anderer zurückgreifen zu können. Andererseits sollten aus der Versorgung resultierende Belastungen möglichst gering gehalten werden durch die Anwendung effektiver und effizienter Pflege- und Betreuungsstrategien. Voraussetzung für einen angemessenen Umgang mit eigenen Kräften und eine zielgerichtete Suche nach entlastenden Unterstützungsangeboten einschließlich deren Nutzung ist die bewusste Wahrnehmung eigener Belastungsgrenzen.

Vor diesem Hintergrund umspannt ein kompetentes Beratungsangebot für Pflegebedürftige/pflegenden Angehörige auch die Förderung belastungsmindernder Verhaltensweisen. Ziel sollte es sein, für die eigenen Ressourcen zu sensibilisieren, Offenheit für professionelle/informelle Hilfen zu entwickeln und eine produktive Stressbewältigung anzuregen.

Die Inhalte des vorgestellten Beratungsschwerpunktes fließen laut Expertenkonsens derzeit zu wenig in die Beratung der Betroffenen ein. Mit Blick auf das ausgeprägte Belastungsprofil der pflegenden Laien sollten aber auch diese Betreuungskompetenzen stärker aufgebaut werden. Aus Sicht der Experten übernehmen bislang üblicherweise die Pflegenden die genannten Beratungsschwerpunkte.

Diese berufliche Zuordnung stimmt mit den Expertenempfehlungen für die Neuausrichtung der Pflegeberatung überein.

Sicherung sozialer Beziehungen: Dieser Beratungsschwerpunkt konzentriert sich auf das familiäre Umfeld (einschließlich der Bekannten und Freunde) der Pflegebedürftigen und pflegenden Angehörigen. Diese soziale Struktur beinhaltet – wie bereits thematisiert – Entlastungschancen für die Betroffenen. Gleichzeitig leiten sich eine Reihe von Verpflichtungen ab, welche parallel zur Pflege und Betreuung des Angehörigen Kräfte binden. Die Bedingungen der häuslichen Pflege erschweren sowohl den Erhalt sozialer Kontakte als auch die Wahrnehmung sozialer Pflichten. Zeitmangel, Erschöpfung, Verantwortungsgefühl für den Pflegebedürftigen aber auch Scham bzgl. der eigenen neuen Situation auf der einen Seite und Unsicherheit, Gewissenskonflikte und Berührungsängste auf der anderen Seite lassen soziale Bindungen aufweichen. Gelingt es nicht, diese Entwicklungen zu durchbrechen, führt die pflegerische Versorgung in die soziale Isolation, verbunden mit anschwellenden familiären Konflikten. Folgerichtig reduzieren sich die Entlastungsmöglichkeiten bei gleichzeitiger Zunahme von Begleitbelastungen.

In vielen Situationen kann dieser Kreislauf nur durch äußeres Einwirken durchbrochen werden. In Verbindung mit anderen Beratungsschwerpunkten gilt es, den Betroffenen den Zugang zum Verständnis der beschriebenen Prozesse zu erleichtern. Auf dieser Grundlage lassen sich dann gemeinsam Handlungsempfehlungen erarbeitet, welche dabei unterstützen können, soziale Beziehungen aufrecht zu erhalten.

Die Ergebnisse der Expertenbefragung verdeutlichen auch für diesen Beratungsschwerpunkt einen Bedarf an Weiterentwicklung. Es wird vorgeschlagen, die Inhalte intensiver in den pflegerischen Beratungsauftrag einzubinden.

Anpassung der Lebensgestaltung: Tritt die Situation der Pflegebedürftigkeit eines Familienangehörigen unvorhergesehen ein, so werden kurzfristig alle vorhandenen Lebensentwürfe in Frage gestellt. Krankheits- und versorgungsbedingte Begrenzungen mit teilweise erheblichen Auswirkungen auf die eigenständige Lebensführung des Pflegebedürftigen und des pflegenden Angehörigen gilt es zu bewältigen. Dieser Prozess mündet idealerweise in der Akzeptanz der Veränderungen und führt in eine neue, angepasste Lebensplanung. Allerdings verbinden sich mit der Erkrankung/Behinderung des Pflegebedürftigen immer wieder neue Situationen, welche es in die fortlaufende Lebensgestaltung einzuflechten gilt. Diese Ungewissheit und Unstetigkeit verstärkt die ohnehin bestehende Verunsicherung über die persönliche, familiäre und berufliche Zukunft.

Ein abschließendes Angebot zur umfassenden Beratung und Begleitung im Sinne einer biografieorientierten Arbeit mit den Betroffenen kann im Rahmen der Pflegeberatung sicher nicht vorgehalten werden. Der Anspruch an Ganzheitlichkeit allerdings schließt die vorgestellte Perspektive in Ansätzen mit ein. Nimmt der Berater vor diesem Hintergrund die Veränderung der Gesamtsituation des Pflegebedürftigen/pflegenden Angehörigen mit in den Blick, so wird eine losgelöste Betrachtung einzelner Probleme oder Beratungsfelder verhindert.

Die Experten sind sich einig, dass diesem Beratungsschwerpunkt – wird er als herausgelöst betrachtet – im Augenblick noch zu wenig Aufmerksamkeit geschenkt wird. In der Zukunft gilt es, entsprechende Inhalte stärker zu vertiefen. Im Gegensatz zur bisherigen Aufteilung empfehlen die Befragten, diesen Beratungsschwerpunkt in die Verantwortung der Pflegenden zu geben.

Wahrnehmung und Bewältigung von Krisen: Der Vorstellung des zugrundeliegenden theoretischen Modells dieses Leitfadens folgend, lösen sich im Verlauf der Pflegebedürftigkeit unterschiedliche Phasen einander ab. Führt die Aufschichtung von Problemen in eine schwierige, gefährliche Situation und damit zur Destabilität des Pflegearrangements, wird dieser Zustand als Krise bezeichnet. Der Weg aus dieser Schieflage heraus gelingt gegebenenfalls über geeignete Problemlösungsstrategien bzw. über Unterstützung durch Dritte.

Primär zielt dieser Beratungsschwerpunkt auf die Entwicklung von Kompetenzen der Betroffenen, welche erforderlich sind, um Krisen zukünftig qualifizierter zu begegnen, einschließlich einer verbesserten Wahrnehmung beginnender Spannungen. Darüber hinaus orientiert sich dieses Beratungssegment auch an zurückliegenden Krisen und deren Verarbeitung. Schließlich steht dieser Beratungskomplex unmittelbar im Vordergrund, wenn eine akute Krisensituation besteht. Es gilt, kurzfristige Entlastungsmöglichkeiten zu recherchieren und wirkungsvoll einzusetzen, um eine weitere Verschlechterung der Lage zu verhindern.

Das Expertenurteil zeigt, dass entsprechende Beratungsinhalte derzeit in ihrer Wichtigkeit zu gering bewertet werden. Die Experten schlagen vor, auch diesen Beratungsschwerpunkt zukünftig mehr zu entfalten und ihn im Rahmen der pflegerischen Beratungsarbeit umzusetzen.

Ergebnisse der Untersuchung

4.2.4 Zusammenfassende Ergebnisübersicht

A) Alltagsbezogene Beratungsschwerpunkte
1. **Sicherung finanzieller Grundlagen** (z. B. gesetzliche Leistungsansprüche, berufliche Perspektiven, weitere finanzielle Hilfen)
2. **Alltagsgestaltung und Alltagsroutinen** (z. B. angepasste Strukturierung des Tagesablaufes, Sicherung der hauswirtschaftlichen Versorgung und weiterer alltäglicher Arbeiten)
3. **Pflegeumfeldgestaltung und Wohnraumanpassung** (z. B. Einrichten des Pflegezimmers, barrierefreie und sichere Gestaltung des Umfeldes)
4. **Informelle Unterstützungssysteme** (z. B. Organisation von Hilfe aus der Familie, Unterstützung durch Nachbarschaftshilfe)
5. **Ergänzende Dienste** (z. B. Mahlzeitendienste, Hausnotrufdienste, Fahrdienste, ehrenamtliche Leistungsangebote)

B) Krankheits- und pflegebezogene Beratungsschwerpunkte
1. **Perspektiven der Pflegeübernahme** (z. B. Möglichkeiten und Grenzen der häuslichen Pflege und alternative Versorgungsmöglichkeiten)
2. **Pflegefertigkeiten und Pflegeprävention** (z. B. allgemeinpflegerische Handlungen, schonende Pflegetechniken, Anwendung von Prophylaxen, aktivierende Pflege)
3. **Spezielle Versorgungsanforderungen** (z. B. Medikamenteneinnahme, spezielle Ernährung, behandlungspflegerische Verrichtungen)
4. **Professionelle Unterstützungssysteme** (z. B. ambulante Pflegedienste, Beratungs- und Koordinierungsstellen, Selbsthilfegruppen)
5. **Hilfsmittelversorgung und Hilfsmittelgebrauch** (z. B. Organisation und geschulte Anwendung von Pflegehilfsmitteln)
6. **Gesundheitsstatus und Perspektiven** (z. B. Verstehen der Krankheit und des Krankheitsverlaufes, Auseinandersetzung mit krankheitsbedingten Einschränkungen)
7. **Symptomwahrnehmung und Symptommanagement** (z. B. Beobachtung und Stabilisierung krankheitsbedingter Verläufe, Wahrnehmung von Gesundheitsgefährdung, Notfallmanagement)

C) Psychosoziale und biografiebezogene Beratungsschwerpunkte
1. **Gestaltung der Pflegebeziehung** (z. B. Umgang mit gegenseitiger Abhängigkeit und gegenseitigem Anspruchsdenken, Aushandeln der Arbeitsteilungen)
2. **Belastungsmindernde Verhaltensweisen** (z. B. Achtung eigener Ressourcen, Wahrnehmung eigener Grenzen, Offenheit für Hilfe, Selbstpflege, Möglichkeiten der Stressbewältigung)
3. **Sicherung sozialer Beziehungen** (z. B. Umgang mit sozialen Verpflichtungen, Umgang mit Konflikten in der Familie, Verhinderung sozialer Isolation)
4. **Anpassung der Lebensgestaltung** (z. B. Akzeptanz krankheitsbedingter Begrenzungen, angepasste familiäre und berufliche Zukunftsplanung)
5. **Wahrnehmung und Bewältigung von Krisen** (z. B. Verarbeitung von Krisenerfahrungen, Anwendung von Bewältigungsstrategien, Hilfen zur Problemlösung)

Abb. 6: Inhaltlicher Leitfaden zur Pflegeberatung im Entlassungsmanagement.

5 Kritische Würdigung und Fazit der Arbeit

5.1 Diskussion der Ergebnisse

5.1.1 Methodenkritische und forschungsethische Ergebnisdiskussion

Um die vorliegenden Ergebnisse bewerten zu können, ist es wichtig und selbstverständlich, die zurückliegende Forschungsarbeit hinsichtlich ihres Designs und bzgl. ethischer Gesichtspunkte kritisch zu diskutieren. Die folgenden Darstellungen orientieren sich in der **Gliederungslogik** an der Vorstellung des Untersuchungsdesigns (vgl. Kap. 3).

Ebenda wurde bereits die Auswahl der Delphi-Technik begründet als Methode der Wahl zur Ermittlung und Qualifikation von Expertenmeinungen über einen speziellen Gegenstand – hier die Pflegeberatung im Entlassungsmanagement. Aber auch dem Experten-Delphi als validiertes Erhebungsverfahren (vgl. *Häder* 2002, S. 21) sind **methodologische Grenzen** gesetzt. Kritiker der Methode betonen bspw. häufig, dass auch Experten sich irren können. Wird dieser Fakt vernachlässigt, so münden mitunter zu hohe Erwartungen an die Prognosefähigkeit der Methode in Enttäuschung und Aufgabe der Technik. Vor diesem Hintergrund ist es wichtig, die Ziele der Forschung mit den Fähigkeiten der Methode abzugleichen und in der Anwendung vorgegebene Regeln – insbesondere bei der Expertenrekrutierung – zu beachten (vgl. Kap. 3.2.1).

Aber auch die innerhalb der Methode angewandten Analyseverfahren sind den Gütekriterien der qualitativen und quantitativen Forschung anzulehnen. Die Daten aus der ersten Befragungsrunde wurden über einen interpretativ-reduktiven Ansatz – dem *»Zusammenfassenden Protokoll«* nach *Mayring* (vgl. Kap. 3.1.2) – analysiert. Folgerichtig sind auch die Maßstäbe der **qualitativen Gütekriterien** zu prüfen (vgl. *Mayring* 2002, S. 140 ff.):
- Verfahrensdokumentation: Im Interesse einer transparenten Vorgehensweise wurde sich in dieser Arbeit um eine exakte Dokumentation aller qualitativen Analyseschritte bemüht (vgl. Kap. 3.1.2).
- Argumentative Interpretationsabsicherung: In der Darstellung der Ergebnisse war es erforderlich und im Rahmen der angewandten Methode unabdingbar, eigene Formulierungen für die einzelnen Komplexe zu bilden. Diese Formulierungen sind aus den Interpretationen der vermuteten Bedeutungszusammenhänge der Expertenmeinungen generiert worden. Um diesem Gütekriterium zu folgen, wurden alle Kategoriebezeichnungen in sprachlicher Nähe zu vorliegenden Expertenformulierungen gewählt und mit Zitaten hinterlegt (vgl. Kap. 4.1.1).

- Regelgeleitetheit: Die Datenanalyse orientierte sich in ihrer Schrittfolge an einem abgesicherten und validierten Verfahren – dem »*Zusammenfassenden Protokoll*« nach *Mayring* (vgl. 2002, S. 94 f.).
- Nähe zum Gegenstand: Eine Diskussion um dieses Kriterium lässt sich aus zwei Richtungen führen. Versteht man unter dem Gegenstand der Untersuchung die eigentlichen Beratungsinhalte, den Beratungsbedarf im Entlassungsmanagement, so wäre die Nähe (im Sinne des hier gemeinten Lebensweltbezuges) größer gewesen, hätte man Pflegebedürftige selbst befragt. Aus dieser Perspektive heraus erscheint dieses Gütekriterium unzureichend erfüllt. Interpretiert man aber die Expertenmeinung (über das Konstrukt Pflegeberatung im untersuchten Kontext) als Forschungsgegenstand, so erfüllt sich dieses Kriterium durch die gewählte Methode.
- Kommunikative Validierung: Alle qualitativen Befunde wurden vor weiteren Schritten (Runden) im Monitoring-Team bewertet und diskutiert. Darüber hinaus ist die zweite qualitative Nullrunde im Experten-Delphi per Design als Validierungsrunde durchgeführt worden.

In den Runden 2 bis 4 wurden quantitative Erhebungsstrategien und Analyseverfahren genutzt, um Expertenmeinungen zu ermittelt und weiterzubearbeiten. Dem Sinn dieser kritischen Diskussion folgend ist es daher angebracht, auch die Berücksichtigung der **quantitativen Gütekriterien** zu betrachten:

- Objektivität: Mit zunehmender Standardisierung der angewandten Erhebungs- bzw. Auswertungsmethode sinken die Beeinflussungsmöglichkeiten durch den Forscher. Die gesamte Erhebung im Blick ist von einer exakten Methodenabsicherung durch die Befolgung der Vorgaben gemäß des Delphi-Designs auszugehen. Dem gemäß kann die Gesamtobjektivität als hoch eingeschätzt werden. Der in Runde 2 verwendete Fragebogen ist in seiner Objektivität geringer einzustufen (teilweise offene Fragen, Freitextangebot) als der Fragebogen aus Runde 3 und 4 (ungeordnete Mehrfachvorgaben, Likert-Skala). Ebenso besteht ein Gefälle in der Objektivität der Auswertungsmethoden zwischen Runde 2 (nominalskaliert, Interpretationsspielraum bzgl. der Häufigkeit) und den letzten beiden Runden (ordinalskaliert, Median).
- Validität: Hilfreich in der Bewertung der Validität ist die Unterscheidung zwischen Inhalts-, Kriteriums- und Konstruktvalidität (vgl. *Polit/Beck/Hungler* 2004, S. 198 f.). Die Inhaltsvalidität beleuchtet die Vollständigkeit aller zu berücksichtigenden Dimensionen des Untersuchungsgegenstandes. Um diese in den quantitativen Befragungswellen zu heben, wurden zwei Vorrunden (Nullrunden) in verkleinerter Expertengruppe durchgeführt. Auf diese Weise konnte der Forschungsinhalt operationalisiert werden. Die Kriteriumsvalidität der Fragebögen konnte in dieser Arbeit nicht geprüft werden, da bislang keine ähnlichen Erhebungen durchgeführt wurden. Hier erschließen sich Potenziale für zukünftige Forschung. Auch die Testung der Konstruktvalidität ist sicher

nicht erschöpfend vorgenommen worden, wenngleich es Ziel der zweiten Runde war, die einzelnen Beratungskomplexe in Beziehung zum theoretischen Bezugsrahmen des Corbin/Strauss-Modells zu stellen.
- Reliabilität: Auf der Ebene des Gesamtergebnisses gilt es erst noch zeitlich versetzte Vergleiche in Replikationen durchzuführen, um die Reliabilität der genutzten Erhebungsinstrumente zu bestimmen. Es ist allerdings davon auszugehen, dass die verwendeten etablierten und geprüften Skalierungen in Runde 3 und 4 im Detail reliabel sind.

Um einer kritischen Betrachtung des Aufbaus der **Expertenstichprobe** standzuhalten, wurden die Auswahlkriterien und praktischen Erwägungen zur Expertenrekrutierung im methodischen Teil dieser Arbeit deutlich nachgezeichnet (vgl. Kap. 3.2.1). Ein klar definierter Rahmen umspannte den potenziellen Expertenpool. Hier ist allerdings kritisch anzumerken, dass die der Rekrutierung zugrundeliegende Expertenpopulation ausschließlich aus der Profession Pflege hervorgeht. Begründen lässt sich diese Eingrenzung nicht nur durch eingeschränkte Ressourcen (ein breiteres, wahrscheinlich gegensätzlicheres Meinungsbild unterschiedlicher Berufssozialisationen hätte sicher mehr Runden zur Konsentierung benötigt). Hinter dieser Arbeit steht auch das professionspolitische Anliegen, aus klarer pflegerischer Expertensicht einen definierten Rahmen für die Pflegeberatung im Entlassungsmanagement zu entwickeln.

Ebenfalls unberücksichtigt geblieben sind die geographischen Zuordnungen der Experten in alte und neue Bundesländer. Begründen lässt sich dieser Umstand mit einer sehr unterschiedlich ausgeprägten Struktur (Theorie und Praxis). Nicht vorhandene Kapazitäten grenzten die Untersuchung zudem auf den bundesdeutschen Raum ein. Anzumerken ist schließlich, dass in einigen – aufwendiger und ressourcenintensiver geführten – Delphi-Befragungen vor der eigentlichen Befragung zusätzlich die Kompetenz des Experten überprüft wird (vgl. *Häder* 2002, S. 125). Auch auf diesen methodischen Feinschliff musste verzichtet werden.

Den methodenkritischen Teil dieses Kapitels runden Reflexionen zur eigentlichen Durchführung der **Befragungswellen** ab. Die Anzahl der Befragungsrunden kann als ausreichend eingeschätzt werden, da die qualitative und die quantitative Konsensbildung jeweils nach zwei Runden beendet war. Die Panelmortalität lag mit 66 % in üblichen Bereichen (vgl. *Häder* 2002, S. 156). Positiv auf die Authentizität der in den Ergebnissen abgebildeten Gruppenmeinung wirkt sich die über alle Runden stabile Expertenkonstellation aus (vgl. Kap 3.2.1). Auf diese Weise konnten folgende Ergebnisverzerrungen, bedingt durch den systematischen Ausfall ganzer Teilnehmergruppen, vermieden werden (vgl. *Bardecki* 1984):
- Die Aussteiger bewerten die Sachverhalte anders als die übrigen Teilnehmer und brechen deshalb die Teilnahme ab (Dissonanz-Hypothese).

- Die Aussteiger haben extremere Urteile abgegeben als die anderen Experten. Mit dem Feedback wird dieser Widerspruch sichtbar und zum Abbruchkriterium (Nonkonformitäts-Hypothese).
- Die Aussteiger haben in der ersten Welle besonders unsicher geurteilt, fühlen sich daher nicht als Experten berufen und brechen ab (Kompetenz-Hypothese).

Ethische Überlegungen waren im Vorfeld der Untersuchung notwendig, da das geplante Forschungsvorhaben im direkten Bezug zu anderen Personen (Experten) stand. Als Orientierungs- und Beurteilungsmaßstäbe zur ethischen Prüfung von Untersuchungsvorhaben empfehlen sich die von *Polit, Beck* und *Hungler* vorgeschlagenen Prinzipien (vgl. 2004, S. 98 ff.):
- Prinzip des Nutzens (Freiheit von Schaden und Unversehrtheit, Freiheit von Ausbeutung, Risiko-Nutzen-Verhältnis),
- Achtung vor der Würde des Menschen (Recht auf Selbstbestimmung, Recht auf umfassende Information, Informierte Zustimmung, Prinzip der Achtung),
- Prinzip der Gerechtigkeit (Recht auf faire Behandlung, Recht auf Privatsphäre).

Im Vergleich zu experimentellen Studien mit vulnerablen Gruppen[28] ist die Schadensneigung in deskriptiven Untersuchungen mit Experten bei weitem geringer einzustufen. Dennoch steht das Prinzip des Nutzens auch hier im Vordergrund. Eine methodisch gewollte Anonymität verstellte direkte Rückschlüsse auf offen formulierte Meinungen der Experten und garantierte damit die Freiheit von persönlichem Schaden. Auch in der Ergebnisauswertung und -darstellung wurden alle Expertenmeinungen vertraulich behandelt. Ein privilegierter Zugang zu den Delphi-Ergebnissen noch vor einer geplanten Veröffentlichung wurde allen Teilnehmern als Nutzen in Aussicht gestellt.

Dem Recht auf umfassende Informationen wurde durch die Anschreiben zu den einzelnen Befragungswellen entsprochen. Hinsichtlich der Teilnahme an der Befragung waren die angeschriebenen Experten absolut selbstbestimmt.

Grundsätzlich wurden alle Untersuchungsteilnehmer und Aussteiger fair, höflich und taktvoll behandelt. Es ergaben sich für keinen der Befragten nachteilige Konsequenzen, wenn die Bereitschaft zur Teilnahme nicht vorhanden war. Alle getroffenen Vereinbarungen im Vorfeld der Untersuchung wurden eingehalten, spe-

---

[28] Vulnerable Gruppen wären im gestellten Kontext z. B. Kinder, geistig, seelisch oder körperlich eingeschränkte Menschen, Koma-Patienten, in totalen Institutionen betreute Pflegebedürftige oder Schwangere (vgl. *Polit/Beck/Hungler* 2004, S. 106).

zielle Wünsche (z. B. verlängerte Fristen) soweit möglich respektiert. Allen Befragten wurden Kontaktmöglichkeiten zu den Mitgliedern des Monitoring-Teams aufgezeigt.

5.1.2 Interpretation und Reflexion der Ergebnisse

In einführenden Überlegungen zur Lenkung des Forschungsinteresses wurden in einer Abbildung die zu untersuchenden Beziehungen zwischen den zentralen Begriffen des zugrundeliegenden Forschungsgegenstands dargestellt (vgl. Kap. 1.4).

Um dem inhaltlichen Teil dieser Ergebnisdiskussion eine klare Struktur zu geben, orientieren sich die folgenden Ausführungen an den beschriebenen Beziehungen und der daraus resultierenden **Logik der Fragestellungen** zum empirischen Teil dieser Arbeit (vgl. Abbildung 7).

Globales Ziel dieser Arbeit war die Entwicklung eines inhaltlichen Orientierungsrahmens für die pflegerische Beratungsarbeit im Entlassungsmanagement auf der Grundlage des Trajekt-Modells von *Corbin* und *Strauss*. Um dies zu leisten, wurde die Expertengruppe in der ersten Runde gebeten, Unterstützungserfordernisse zur Absicherung häuslicher Pflegearrangements zusammenzutragen und auf dieser Grundlage Beratungsinhalte abzuleiten. Die **erste übergeordnete Forschungsfrage** lautete:

1. Welche Inhalte sollten die Pflegeberatung im Entlassungsmanagement strukturieren?

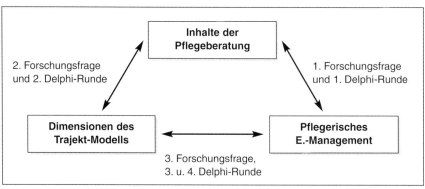

Abb. 7: Wechselbeziehungen zwischen den zentralen Begriffen im Untersuchungsgegenstand und logischer Aufbau der Untersuchung.

Im Ergebnisbericht wurden 17 Kategorien benannt und gewichtet (vgl. Kap. 4.1.1). Deutlich wird einerseits, dass das Spektrum der genannte Unterstützungs- und Beratungsschwerpunkte wesentlich differenzierter den Beratungsauftrag im Entlassungsmanagement abbildet als Darstellungen in bislang veröffentlichen Expertenmeinungen (vgl. *Brunen/Herold* 2001, S. 89, *Wolf* 2000 und *Steimel* 2003, S. 62 und Kap. 1.3.2). Andererseits ist die Gewichtung der benannten Kategorien interessant: Es lassen sich Parallelen erkennen zwischen den häufiger genannten Inhalten aus der ersten Befragungsrunde und dem kleinsten gemeinsamen Nenner aller zitierte Beratungsschwerpunkte anderer Veröffentlichungen.

Lediglich eine deskriptive Studie, veröffentlicht vom *Deutschen Institut für angewandte Pflegeforschung*, hat aktuell Ergebnisse vorgestellt, in denen Beratungskomplexe detaillierter aufgeführt werden: Anschlussheilbehandlung, Rehabilitation, Hospiz, Hausnotruf, betreutes Wohnen, Essen auf Rädern, Heilmittel, Kurzzeitpflege, Beratungsstellen, Sturzprophylaxe, Selbsthilfegruppen, Hilfsmittel, Heimunterbringung, Haushaltshilfe, Herzsportgruppe, häusliche Krankenpflege (vgl. *Dörpinghaus et al.* 2004, S. 200)[29]. Die kurze Ergebnisübersicht ohne Detaillierung der Komplexe, ohne Hinweise auf den Umfang der beratenen Patientengruppe und eine unzureichend beschriebene Untersuchungsmethode lassen allerdings nur in begrenztem Maße eine Bewertung der Resultate zu.

Im Vergleich wird offenbar, dass die Befunde der vorliegenden Delphi-Befragung das Konstrukt der Pflegeberatung quantitativ und qualitativ weiter umspannen als andere zitierten Ergebnisse. Ein Blick auf die Zuordnung der Komplexe in die Dimensionen des Trajekt-Modells lässt diese Erweiterung insbesondere in den Bereichen der alltagsbezogenen und psychosozialen/biografiebezogenen Beratung erkennen. Damit werden die neu gewichteten – gesundheitspolitisch gewollten und gesetzlich neu festgeschriebenen (vgl. Kap. 1.2.2) – kommunikativen Aspekte der Pflege in Ergänzung zu den instrumentellen Handlungsfeldern aus Expertensicht unterstrichen. Genau diese Erweiterung ist wesentlich, um auf die beschriebenen komplexen Belastungssituationen der Pflegebedürftigen und pflegenden Angehörigen zu reagieren (vgl. Kap. 1.2.1).

Die Interpretation der Ergebnisse im Hinblick auf die erste Forschungsfrage reflektiert das Handlungsfeld Pflegeberatung eher substanziell. Mit der **zweiten zentralen Forschungsfrage** wird der Bezug des Konstruktes Pflegeberatung zum vorgeschlagenen theoretischen Rahmenmodell überprüft:

---

[29] Im Fokus der Untersuchung stand die Intervention durch eine »Gesundheitsberaterin«, welche als Angestellte einer Krankenkasse in einem Akutkrankenhaus das Entlassungsmanagement Pflegebedürftiger unterstützt hat.

Diskussion der Ergebnisse

2. Ermöglicht das Trajekt-Modell von *Corbin* und *Strauss* eine Systematisierung der Pflegeberatungsinhalte?

Die erarbeiteten Zuordnungen der Beratungskomplexe zu den Kategorien des Trajekt-Modells und deren Validierung wurden ebenfalls im Ergebnisteil vorgestellt (vgl. Kap. 4.1.2). Der geringe Bedarf an Modifizierung der vorgeschlagenen Systematisierung würdigt nicht nur die Fähigkeit des Monitoring-Teams, genannte Inhalte entsprechenden Relevanzbereichen zuzuordnen. Darüber hinaus lässt die vorhandene positive Kritik auch vermuten, dass keine grundsätzliche Ablehnung hinsichtlich der Orientierungsfunktion des Trajekt-Modells im gestellten Kontext existiert. Der hohe Response in dieser Runde spricht zudem gegen eine Ablehnung in Form der so genannten Dissonanz-Hypothese (vgl. Kap. 5.1.1). Auch der direkte Vergleich der von *Corbin* und *Strauss* benannten inhaltlichen Themen der einzelnen Dimensionen mit den Ergebnisse aus Runde 2 verdeutlicht die Nähe des ermittelten Konsens zum theoretischen Rahmen (vgl. *Corbin/Strauss* 1993, S. 76 ff. und *Höhmann* 2002, S. 65 ff.).

In der Summe genannter Schlüsse kann konstatiert werden, dass das Trajekt-Modell für die Bearbeitung von Schnittstellenproblemen als inhaltlicher Orientierungsrahmen geeignet ist. Die anerkennende Haltung aller Befragten – unabhängig ihrer beruflichen Sozialisation oder Stellung – verdeutlicht die breite Ausdehnung der Akzeptanz des Modells in der Expertengruppe. Die zentralen Kategorien der Bewältigungsarbeiten geben als übergreifende Themen die inhaltlichen Bereiche vor, innerhalb derer sich konkrete Unterstützungserfordernisse und Beratungsinhalte ableiten lassen. Eine analytische Unterscheidung zwischen krankheits-, alltags- und psychosozialen/biografiebezogenen Arbeitsbereichen ermöglicht und erleichtert eine strukturierte, bedarfsorientierte und überprüfbare Ausrichtung des pflegerischen Beratungsauftrages im Entlassungsmanagement. Diese Ebene der Nutzbarmachung des Modells (Rekonstruktion, Planung und Gestaltung von Versorgungsabläufen) wird von *Höhmann* (vgl. 2002, S. 165 f.) ergänzt durch zwei weitere Ebenen (Management und Politik) (vgl. Kap. 2.3.2). Der eingestellte Fokus dieser Arbeit und folglich auch die Untersuchungsergebnisse erlauben allerdings keine Schlussfolgerungen über den beleuchteten Kontext der Pflegeberatung hinaus.

Nachdem nun Beratungskomplexe gebildet und einer Systematik zugeführt wurden, war es Ziel der nächsten beiden Delphi-Runden, eine Antwort auf die **dritte übergreifende Forschungsfrage** zu finden:

3. Wie fließen diese zentralen Beratungsdimensionen in das pflegerische Entlassungsmanagement ein?

Die Aufmerksamkeit der Experten wurde sowohl auf die aktuelle Umsetzung der pflegerischen Beratung in Bezug auf Intensität und Expertise, als auch auf die eigene diesbezügliche Zielvorstellung gelenkt. In diesem Ist-Soll-Vergleich – insbesondere im Ausblick auf zukünftige Entwicklungen – liegt der Auftrag und Wert der Delphi-Methode: Für die drei Beratungsdimensionen (alltagsbezogene, krankheits- und pflegebezogene und psychosoziale/biografiebezogene Schwerpunkte) wurden eine Standortbestimmung durchgeführt und Entwicklungspotenziale aufgezeigt.

Gemäß dem Delphi-Verfahren ist es gestattet, diese Ergebnisse und ihre Interpretationen einer Vorhersage für die Entwicklung der Pflegeberatung im Entlassungsmanagement zuzuführen. Es lassen sich drei **Prognosen** zusammenfassen:
- Pflegeberatung im Zusammenhang mit der Vorbereitung und Stabilisierung häuslicher Pflege wird im Allgemeinen insgesamt an Bedeutung gewinnen.
- Bislang dominierende organisationsbezogen Inhalte werden ergänzt durch Inhalte zur Steigerung der Selbstpflegekompetenz, Ressourcenstärkung und psychosozialen Stabilisierung.
- Pflegeberatung wird sich ablösen vom bislang recht intensiven Bezug zur Sozialarbeit. Im Zuge der Professionalisierung wird Pflegeberatung das, was sie semantisch bereits zu sein scheint: eine Domäne der Pflege.

Der in der Fachöffentlichkeit thematisierte Bedeutungszuwachs von Pflegeberatung – nicht nur in Verbindung mit dem pflegerischen Entlassungsmanagement – wurde in dieser Arbeit bereits angesprochen (vgl. u. a. Kap. 1.1.2, 1.2 und 2.1.3). In der zweiten Prognose wird auf eine zu erwartende Erweiterung des inhaltlichen Spektrums hingewiesen. Diese Entwicklungsbestrebung bindet einen Qualifizierungsbedarf an sich, wie er bereits im Zuge der modellhaften Implementierung des Expertenstandards Entlassungsmanagement identifiziert wurde: 74,2 % aller beteiligten Pflegenden in den insgesamt 19 teilnehmenden Einrichtungen bekannten sich im personalbezogenen Audit der Evaluation zu einem weiterbestehenden Fortbildungsbedarf im Bereich der Pflegeberatung (vgl. *DNQP* 2004, S. 137). In weiteren Untersuchungen wurden ähnliche Ergebnisse erzielt und kommentiert (vgl. *Gittler/Spiller* 2004, S. 87).

Die professionspolitischen Befunde dieser Arbeit spiegeln die aktuelle Diskussion um die berufliche Ausgestaltung des Entlassungsmanagements wieder. Ein sehr deutliches – auf internationale Studien bezugnehmendes – Votum für die Hauptverantwortung der Berufsgruppe Pflege ist dem Expertenstandard Entlassungsmanagement zu entnehmen (vgl. *DNQP* 2004, S. 47). Auch andere Studien belegen diese Zuordnung. Von *Dangel* werden 15 qualifikatorische Voraussetzungen der professionell Pflegenden benannt, welche die Entlassungsplanung als Domäne dieser Berufsgruppe begründen (vgl. 2004, S. 50). *Sieger* und *Kunstmann* leiten aus eigenen Studien die Notwendigkeit einer managementgestützten veränderten Rollenzuweisung im Interesse einer patientenorientierten Überleitung ab. Sie unterstreichen die Etablierung der Profession Pflege im Bereich der institutionsübergreifenden Versorgungsplanung (vgl. *Sieger/Kunstmann* 2003, S. 172).

Interessant ist zudem ein zusammenfassender Blick auf die tendenziellen Unterschiedlichkeiten in den Meinungsspektren von Pflegewissenschaftlern und Pflegepraktikern. Sowohl in der Bewertung der Wichtigkeit, als auch in der Bestimmung der Professionszugehörigkeit gehen die Expertenmeinungen der Pflegewissenschaftler immer ein Schritt weiter als die der Praktiker (vgl. Kap. 4.1.3). In diesem Fakt bestätigt sich der reflektierende und professionspolitische Auftrag von Pflegewissenschaft (vgl. *Schaeffer* 2002b).

5.1.3 Anwendung des Orientierungsrahmens und seine Grenzen

In der Problembestimmung dieser Arbeit wurde bereits ein, mit den Ergebnissen dieser Studie verbundener, Wertschöpfungsprozess für die Pflegeberatung in Aussicht gestellt (vgl. Kap. 1.3.1). Die nun vorliegenden Resultate der Untersuchung ermöglichen eine differenziertere Bewertung des erwartbaren Nutzens.

Neben den spekulierten Potenzialen sollen auch die Grenzen der Anwendbarkeit herausgestellt werden. Es werden parallel zu den nun folgenden sechs **Anwendungsmöglichkeiten** Risiken benannt, welche sich zum einen aus den **Grenzen** des Studiendesigns ergeben und zum anderen logische Konsequenzen eines Orientierungsrahmens sind:
- Der inhaltliche Orientierungsrahmen unterstützt die einzelnen Beratungsphasen hinsichtlich ihrer themenbezogenen Ausgestaltung. Die entwickelten 17 Beratungskategorien liefern ein theoretisches Muster für eine strukturierte Denk- und Vorgehensweise in den einzelnen Phasen der Beratung. Die Ermittlung des Beratungsbedarfs kann durch den vorliegenden Orientierungsrahmen differenzierter erfolgen. Es lassen sich konkrete Beratungsziele formulieren und vorrangige Beratungsschwerpunkte abgrenzen. Neben einer strukturierten Bedarfsanalyse und Planung ist mittels eines inhaltlichen Orientierungsrahmens auch eine systematische Auswertung und Dokumentation des Beratungsgeschehens umsetzbar.
Die Anwendung des Orientierungsrahmens als Leitfaden birgt – wie bei jedem Leitfaden zwangsläufig – die Gefahr einer Absenkung der augenscheinlich erforderlichen Methodenkompetenz des Beraters. Es wird qualitätsgeminderte Beratung provoziert, sobald der als Orientierungsrahmen formulierte Leitfaden als Abfrageinstrument missverstanden wird. Ziel dieser Systematisierung sollte die Unterstützung von methodisch und fachlich kompetenter Pflegeberatung sein.

Kritische Würdigung und Fazit der Arbeit

- Zusätzlich zu gesetzlich geschaffenen Rahmenbedingungen (vgl. Kap. 1.2.2) ermöglichen die vorliegenden inhaltlichen Ergebnisse die Etablierung und Stabilisierung eines pflegerischen Beratungsauftrages. Es lassen sich klare inhaltliche Schwerpunkte auch vor dem Hintergrund berufspolitischer Diskussionen als Domäne der Pflege belegen. Auf diese Weise können definitorische Unsicherheiten im Auslegungsspielraum des Begriffes Pflegeberatung überwunden werden. Die eigentliche Beratungsleistung wird sichtbar und kann abgerechnet werden.
Die beschriebene Anwendung zur Definition des pflegerischen Beratungsauftrages thematisiert einen aktuell bedauerlicherweise mitunter sehr unkonstruktiv geführten Streit um territoriale Besitzansprüche im Entlassungsmanagement. Traditionell begründeten Ansprüchen vor allem der Kliniksozialarbeit stehen Professionalisierungsbestrebungen der Pflege entgegen. Zusätzlich verstärkt sich die marktwirtschaftlich orientierte Interessentengruppe. Der vorliegende Orientierungsrahmen sollte nicht instrumentalisiert werden, um beschriebene sektorale Egoismen zu unterstützen. Er sollte genutzt werden, um längst überfällige konstruktive Lösungen im Interesse einer berufsübergreifenden qualitätsvollen Patientenversorgung zu suchen.
- Die modellgestützte Herangehensweise an komplexe Beratungssituationen erleichtert den Einstieg in die Beratungspraxis erheblich. Vor diesem Hintergrund ist eine Erweiterung theoretischer Pflegeberatungsmodelle um inhaltlich übergreifende Aspekte eine wichtige Grundlage für die Qualifikation zukünftiger Berater in der Pflege. Einerseits unterstützt das inhaltliche Wissen die eigentliche Vermittlung erforderlicher Feldkompetenz. Andererseits liegt mit dem Orientierungsrahmen ein Hilfsmittel für Anfänger vor, welches Sicherheiten in umfangreichen Überleitungs- und Beratungssituationen erzeugt.
Problematisch wird die Anwendung in der Beraterqualifikation, wenn sich diese nur fachlich-inhaltlich orientiert und Methodenkenntnisse nicht einschließt (vgl. Punkt 1). Neben methodischer, sozialer und fachlicher Kompetenz ist Intuition ein – insbesondere in der kommunikativen Pflege – wichtiger Faktor. Ihre Entfaltung darf nicht gefährdet werden durch den kritiklosen Gebrauch des entwickelten Orientierungsinstrumentes.
- In sehr engem Zusammenhang mit den bereits genannten Punkten steht ein übergreifender Nutzen für die Qualitätsentwicklung in der Pflegeberatung zu erwarten. Eine inhaltliche Orientierung steigert die Prozessqualität der Beratung – nicht nur im Kontext des pflegerischen Entlassungsmanagements. Der individuelle Bedarf an Informationen und Unterstützung wird sicher eingeschätzt, gezielte Beratungsangebote werden geleistet. Parallel werden Strukturen (Qualifikation, Dokumentation) entwickelt und etabliert. Die genannten Faktoren beeinflussen die Ergebnisqualität der pflegerischen Beratungsarbeit positiv und richtungsweisend.

In der Verwendung der empirischen Befunde im Rahmen der Qualitätsarbeit sollte allerdings zum einen berücksichtigt werden, dass die Basis der entwickelten Komplexe eine Expertenbefragung in der Pflege ist. Nicht enthalten in diesem Instrument sind die Perspektiven anderer Berufsgruppen, der Patienten oder Angehörigen oder spezieller Pflegefachkräfte.

- Der entwickelte inhaltlicher Orientierungsrahmen für die Pflegeberatung hebt die Transparenz und Nachvollziehbarkeit des Beratungsgeschehens. Anhand der vorgegebenen Kategorien werden Beratungssituationen und Verläufe vergleichbar. Die Wirksamkeit der Intervention Pflegeberatung wird messbar, Effekte lassen sich nachweisen. Auf diese Weise leitet sich ein Nutzen für die Forschung und Theorieentwicklung innerhalb des noch relativ unerforschten Aufgabengebietes der Pflegeberatung ab.

Um den hier in Aussicht gestellten Nutzen zu erzielen, bedarf es umfangreicher Feldstudien innerhalb unterschiedlicher Settings und Nutzergruppen, um Validität und Reliabilität der Forschungsergebnisse zu prüfen.

- Im Sinne eines Assessment- oder Screeninginstruments modifiziert, erschließt sich eine Anwendung der inhaltlichen Komplexe im Bereich des pflegerischen Entlassungsmanagements über die Grenzen der Beratung hinaus. Bislang angewendete Assessments zur Erhebung des Überleitungsbedarfs sind den Instrumenten der allgemeinen Pflegebedarfserhebung zuzuordnen. Damit sind sie nicht sensibel genug für eine Vielzahl von Notwendigkeiten, welche im erweiterten Kontext Entlassungsmanagement stehen.

Um den Anforderungen eines Assessments gerecht zu werden, ist es erforderlich, für alle benannten 17 Items eine operationlisierbare Skalierung zu entwickeln und das modifizierte Instrument zu validieren.

5.2 Ausblick und Empfehlungen für weitere Forschungsarbeiten

Bei der Betrachtung von Nutzen und Grenzen des entwickelten inhaltlichen Orientierungsrahmens wird deutlich, dass die **Einführung dieser Forschungsergebnisse** in die Praxis begleitet werden muss durch umfangreiche Forschungsarbeiten.

Bereits angesprochen wurde die in dieser Arbeit aus Ressourcengründen praktizierte Reduktion der befragten Expertise auf die Profession Pflege. Damit schränkt sich die im erreichten Konsens verarbeitete **Experten-Perspektive** zwangsläufig ein – auch wenn die gewählte Untersuchungsmethode eine offene Meinungsäußerung zur Konsensbildung gestattet. Hier verbirgt sich ein erster Ansatzpunkt für zukünftige Forschung: die Erweiterung der Expertengruppe um angrenzende Professionen, vor allem aber der Sozialarbeit und der Medizin, in der Anwendung ähnlicher Methoden zur Weiterentwicklung der vorliegenden Forschungsergebnisse.

Ebenfalls nicht in dieser Studie befragt wurden die Betroffenen selbst (Pflegebedürftige und Angehörige), wenngleich die Expertenmeinungen substantiell orientiert sind an den Bedürfnissen der potentiell Beratenen. Dennoch ist davon auszugehen, dass der von Betroffenen formulierte Beratungsbedarf – insbesondere bezogen auf die Gewichtung einzelner Schwerpunkte – ein anderes Profil hätte, als der durch Expertenmeinungen entwickelte. In dieser These begründet sich eine nächste Empfehlung zur Weiterarbeit an diesem Forschungsinhalt: die Beschreibung der **Betroffenen-Perspektive**. Es erscheint sinnvoll und selbstverständlich, in diesem Zusammenhang andere Erhebungsmethoden zu nutzen.

In der dargestellten Studie wurde ein inhaltlicher Orientierungsrahmen für die Pflegeberatung entwickelt, welcher im Entlassungsmanagement Anwendung finden kann. Aufgrund dieser Zielrichtung wurde eine inhaltliche Begrenzung in den Delphi-Runden auf den Fokus der Entlassung Pflegebedürftiger hin angestrebt. Beratung als neu formulierte pflegerische Intervention orientiert sich aber auch an anderen Zielgruppen und Situationen – weitere Handlungsfelder der Pflegeberatung wurden im theoretischen Teil dieser Arbeit bereits diskutiert (vgl. Kap. 2.2.3). Mit Blick auf die Effektivität der in dieser Untersuchung angewendeten Erhebungsmethode wird ein weiterer Forschungsansatz zur Diskussion gestellt: die systematische **inhaltliche Erschließung anderer Handlungsfelder** der Pflegeberatung mit dem Ziel, den Nutzen übergreifender Orientierungsfunktionen pflegewissenschaftlicher Modelle für die kommunikative Pflege insgesamt zu vergrößern.

Neben der Erweiterung des entstandenen Orientierungsrahmens sollte es auch Anliegen zukünftiger Forschungsarbeiten sein, den entwickelten Leitfaden zu testen. Hierbei geht es zunächst um die **Evaluation der Orientierungsfunktion** im anvisierten Feld des pflegerischen Entlassungsmanagements. Darüber hinaus wäre eine Testung in benachbarten Handlungszusammenhängen interessant – z. B. in der Pflegeberatung gemäß SGB XI (vgl. Kap. 1.2.2). Ebenfalls zu evaluieren wäre der in Aussicht gestellte Nutzen des Leitfadens. In diesem Zusammenhang wäre zu erforschen, inwieweit der inhaltliche Orientierungsrahmen die einzelnen Beratungsphasen (Assessment, Planung, Evaluation) unterstützt, den Beratungsauftrag begründet und die Beratungsleistung abbildet. Es gilt die Wirksamkeit seines Einsatzes in der Qualifikation zukünftiger Berater zu untersuchen und seinen Beitrag in der Qualitätsentwicklung zu verifizieren.

In sehr engem Zusammenhang mit der vorangestellten Forschungsempfehlung steht die Frage nach der **Validität und Reliabilität** des entwickelten Beratungsleitfadens. Wenn es gelingt, diese umfassend zu prüfen, so erschließen sich entscheidende Potenziale der vorliegenden Ergebnisse im Bereich Assessment bzgl. des pflegerischen Entlassungsmanagements, auch über das Beratungsassessment hinaus. Nach *Polit, Beck* und *Hungler* (vgl. 2004, S. 198 f.) gilt es zu untersuchen, ob das Instrument exakt das bestimmt, was es zu bestimmen vorgibt (Konstruktvalidität) – hier den Unterstützungs- und Beratungsbedarf im Zusammenhang mit der Entlassungsvorbereitung. Es gilt, die Leitfadeninhalte im Vergleich mit anderen Indikatoren zu testen (Kriteriumsvalidität). Ferner ist es erforderlich zu überprüfen, inwieweit alle relevanten Hauptindikatoren vorhanden sind (Inhaltsvalidität) und ob die Messergebnisse reproduzierbar sind (Reliabilität).

Zusammenfassung

Die Tendenzen sich verändernder Rahmenbedingungen stellen die Versorgung pflegebedürftiger Menschen in ihrer häuslichen Umgebung immer mehr in der Mittelpunkt aktueller gesundheitspolitischer Diskussionen und fachlicher Beiträge. In diesem Zusammenhang sind auch die Bemühungen unterschiedlicher an der Versorgung beteiligter Berufsgruppen zu werten, die Schnittstellen zwischen den Sektoren zu optimieren. Insbesondere die Entlassung der Pflegebedürftigen aus dem Krankenhaus nimmt innerhalb dieser Gestaltungsprozesse einen weiten Raum ein. Unterstützt durch die Rahmenvorgaben des Expertenstandards Entlassungsmanagement des *Deutschen Netzwerkes für Qualitätsentwicklung in der Pflege* (vgl. *DNQP* 2004) etablieren sich in der Pflege bzw. aus der Pflege heraus Überleitungskonzepte für poststationär Pflegebedürftige.

Ein zentrales Instrument zur Sicherstellung der angestrebten Versorgungskontinuität ist die Pflegeberatung. Die Fachliteratur zum Thema Pflegeberatung thematisiert aus unterschiedlichen Perspektiven die Phasen des Beratungsprozesses, die Beratungsfelder in der Pflege, Beratungssituationen, Beraterkompetenzen und auf spezielle (zumeist chronische) Krankheiten und Pflegeprobleme zugeschnittene Beratungsinhalte. Im Entlassungsmanagement fokussiert die Pflegeberatung die Vorbereitung und Festigung ambulanter Pflegearrangements für poststationär Pflegebedürftige durch Laienpflege. Die individuelle Pflegeberatung unterstützt Pflegedürftige und pflegende Familienmitglieder bei der Bewältigung der zu erwartenden Situationsveränderung, um eine kontinuierliche Weiterversorgung beim Übergang von der stationären in die ambulante pflegerische Betreuung sicherzustellen.

Ziel dieser Arbeit war es, ein wissenschaftlich fundiertes, verallgemeinerbares Beratungskonzept mit übergreifender Orientierungsfunktion für die Pflegeberatung im Entlassungsmanagement zu entwickeln. In Anlehnung an die Empfehlungen des Expertenstandards Entlassungsmanagement, zur systematischen Einschätzung des Überleitungsbedarfs poststationär Pflegebedürftiger die zentralen Dimensionen des Trajekt-Modells von *Corbin* und *Strauss* (vgl. 1993, S. 76 ff.) zu nutzen, wurde überprüft, inwieweit sich das Trajekt-Modell konkret auf die Systematisierung der Pflegeberatung im Entlassungsmanagement übertragen lässt. Es wurde untersucht, welche Inhalte die Pflegeberatung strukturieren sollten, ob das Trajekt-Modell von *Corbin* und *Strauss* eine Systematisierung dieser Beratungsinhalte ermöglicht und wie die zentralen Beratungsdimensionen in das pflegerische Entlassungsmanagement einfließen.

Zusammenfassung

Dem empirischen Teil vorangestellt wurden die zentralen Begriffe dieser Arbeit (Pflegeberatung, pflegerisches Entlassungsmanagement und Trajekt-Modell) in einem theoretischen Teil ausführlich und im gegenseitigen Kontext diskutiert. Als Untersuchungsmethode wurde das Experten-Delphi gewählt. Diese Methode aus dem Kanon der Delphi-Befragungen ist im Kern ein relativ stark strukturierter Gruppenkommunikationsprozess, in dem Fachleute Sachverhalte beurteilen, über die unsicheres und unvollständiges Wissen vorhanden ist (vgl. *Häder/Häder* 2000, S. 12). In mehreren schriftlichen Befragungsrunden wird ein breites Meinungsbild unterschiedlicher Expertengruppen einer Problemlösung zugeführt. Die Ergebnisse der Vorrunde werden im Fragebogen zur Folgerunde anonym rückvermittelt. Anonymität und Ergebnis-Feedback ermöglichen eine virtuelle Debatte frei von Gruppenzwängen und Meinungsführerschaften. Auf diese Weise werden herkömmliche Störfaktoren der Gruppenkommunikation ausgeschaltet und eine unbeeinflusste Konsensbildung stimuliert. In vier Befragungswellen (zwei qualitative und zwei quantitative Runden) wurden Experten aus Pflegewissenschaft und Pflegepraxis zur pflegerischen Beratungsarbeit im Entlassungsmanagement befragt. Die Experten wurden unter Kriterienvorgabe aus dem bundesdeutschen Raum rekrutiert. Insgesamt haben sich 50 Fachleute an dem Experten-Delphi beteiligt, wobei über die Gesamtbefragung ein Response von 34 % erzielt wurde.

In den ersten beiden Befragungsrunden wurden im Sinne einer validierten Operationalisierung 17 relevante Beratungsinhalte ermittelt und den Dimensionen des Trajekt-Modells zugeordnet. Die Inhalte wurden in den folgenden zwei Befragungswellen hinsichtlich ihrer derzeitigen Umsetzung (Intensität und Expertise) bewertet. Darüber hinaus wurden die Experten gebeten, eine Soll-Vorgabe für die Wichtigkeit und professionelle Ausgestaltung der Beratungskomplexe vorzuschlagen. In der Gesamtschau der Ergebnisse wurde deutlich, dass alltagsbezogene Schwerpunkte (Sicherung finanzieller Grundlagen, Alltagsgestaltung und Alltagsroutinen, Pflegeumfeldgestaltung und Wohnraumanpassung, informelle Unterstützungssysteme und ergänzende Dienste) bislang weniger intensiv und fast ausschließlich durch den Sozialdienst beraten werden. Krankheits- und pflegebezogene Schwerpunkte (Perspektiven der Pflegeübernahme, Pflegefertigkeiten und Pflegeprävention, spezielle Versorgungsanforderungen, professionelle Unterstützungssysteme, Hilfsmittelversorgung und Hilfsmittelgebrauch, Gesundheitsstatus und Perspektiven, Symptomwahrnehmung und Symptommanagement) nehmen ebenfalls aktuell einen nur mäßig großen Raum in der Pflegeberatungspraxis ein und werden in nahezu gleichen Anteilen von den Berufsgruppen Medizin, Sozialdienst und Pflege bestritten. Die psychosozialen/biografiebezogenen Beratungsinhalte (Gestaltung der Pflegebeziehung, belastungsmindernde Verhaltensweisen, Sicherung sozialer Beziehungen, Anpassung der Lebensgestaltung und Wahrnehmung und Bewältigung von Krisen) werden momentan nur in sehr geringem Maße verwirklicht – auch hier ist die Sozialarbeit der Hauptakteur.

Zusammenfassung

Der aktuell durch die Experten wahrgenommenen Ist-Situation bzgl. Intensität und Expertise der Beratungskomplexe stehen die Empfehlungen dieser Gruppe entgegen. Für nahezu alle Beratungsinhalte wird eine sehr hohe Priorität als Zielgröße und die Pflege als ausgestaltende Profession bestimmt.

Die Resultate der Befragung wurden in Beziehung zum theoretischen Bezugsrahmen, vor dem Hintergrund aktueller pflege- und bezugswissenschaftlicher Veröffentlichungen und unter methodenkritischer sowie forschungsethischer Reflexion diskutiert. Anschließend wurde gemäß der methodischen Praxis von Delphi-Studien eine Prognose für die Entwicklung der Pflegeberatung im Entlassungsmanagement erstellt: In der Berufung auf die ermittelten Expertenurteile ist davon auszugehen, dass Pflegeberatung im Zusammenhang mit der Vorbereitung und Stabilisierung häuslicher Pflege insgesamt an Bedeutung gewinnen wird, bislang dominierende organisationsbezogene Inhalte ergänzt werden durch Inhalte zur Steigerung der Selbstpflegekompetenz, Ressourcenstärkung und psychosozialen Stabilisierung und Pflegeberatung sich auf dem Weg zur Domäne der Pflege ablösen wird vom bislang recht intensiven Bezug zur Sozialarbeit. Abschließend wurde die potenzielle Nutzbarmachung der Ergebnisse für die Bereiche Beratung, Beratungsauftrag, Qualifikation, Qualitätsentwicklung, Theorieentwicklung/Forschung und Assessment im Entlassungsmanagement skizziert und weitere Forschung auf diesem Gebiet angeregt.

Anhang

Anhang 1: Anschreiben und Fragebogen (Runde 1)
Anhang 2: Anschreiben und Fragebogen (Runde 2)
Anhang 3: Anschreiben a, b[30] und Fragebogen (Runde 3)
Anhang 4: Anschreiben und Fragebogen (Runde 4)
Anhang 5: Anlage zum Fragebogen (Runde 3/4)

---

[30] In der dritten Runde wurden die neuen Teilnehmer (erste Gesamtbefragung) getrennt von den Teilnehmern der Vorrunden angeschrieben.

[Anschrift]

Expertenbefragung zur Pflegeberatung im Entlassungsmanagement

Guten Tag [Anrede],

Pflegeberatung und pflegerisches Entlassungsmanagement sind Ihnen vertraute Begriffe. In unseren Recherchearbeiten haben wir Sie als Experte für diese Themen ermittelt. Aus diesem Grund bitten wir Sie, uns bei einer wissenschaftlichen Untersuchung zu unterstützen:
Unser Forschungsvorhaben widmet sich der pflegerischen Beratungsarbeit im Entlassungsmanagement. Unser Ziel ist die Entwicklung eines inhaltlichen Orientierungsrahmens für diesen Beratungsschwerpunkt. In diesem Zusammenhang führen wir eine freiwillige Expertenbefragung durch.

Eine interessante Forschungsmethode, um vorhandenes Expertenwissen zu ergründen ist, die Delphi-Befragung: In mehreren schriftlichen Befragungsrunden wird ein breites Meinungsbild unterschiedlicher Expertengruppen einem Konsens zugeführt.
Was bedeutet eine Teilnahme an dieser Befragung ganz konkret für Sie? Wir werden Ihnen nacheinander vier Fragebögen zuschicken. Wir versichern Ihnen, dass die Bögen übersichtlich gestaltet und in geringem Umfang gehalten sind. Die anonymisierten Ergebnisse der ersten Befragungsrunde werden im zweiten Bogen ersichtlich. Im dritten Bogen finden sich dann die Ergebnisse der zweiten Runde wieder usw. Das ist ein sehr wichtiger Aspekt dieser Befragungsmethode. Auf diese Weise wird eine Konsensbildung stimuliert, welche außerhalb der sonst üblichen Gruppendynamik stattfindet.

Mit diesem Brief eröffnen wir gleichzeitig die erste Befragungsrunde. Bitte beantworten Sie alle Fragen und schicken Sie den Bogen bis zum 7. Mai an Herrn Gittler-Hebestreit (Anschrift siehe Fragebogen) zurück. Wir versichern Ihnen einen vertraulichen Umgang mit Ihren Antworten. Benachrichtigen Sie uns bitte auch, wenn Sie nicht an dieser Befragung teilnehmen möchten.

Wir hoffen, wir haben Ihr Interesse an dieser Expertenbefragung geweckt und freuen uns auf Ihren Beitrag. Gern beantworten wir Ihnen weitere Fragen.
Haben Sie herzlichen Dank schon im Voraus! Viele Grüße aus Thüringen,

Prof. Dr. Stephan Dorschner   Norbert Gittler-Hebestreit

Anhang

Fragebogen (1)   **ID**[31]: _____

In der ersten Befragungsrunde werden bewusst keine Antwortkategorien vorgegeben, um Ihre Vorstellungen und Gedanken zu den gestellten Fragen nicht einzuschränken.

Bitte beantworten Sie beide Fragen. Sie könne Ihre Antworten in Stichpunkten zusammenfassen oder in Sätzen formulieren. Bitte nutzen Sie bei Platzmangel auch die Rückseite des Fragebogens.

Frage 1: Welchen Unterstützungsbedarf haben Ihrer Meinung nach pflegebedürftige Menschen und ihre Angehörigen im Hinblick auf die dem Krankenhaus folgende häusliche Pflege?

_____
_____
_____
_____
_____

Frage 2: Welche Inhalte für die Pflegeberatung lassen sich Ihrer Meinung nach aus dem bestehenden Unterstützungsbedarf ableiten?

_____
_____
_____
_____
_____

Bitte tragen Sie Ihre Identifikationsnummer ein und senden Sie den ausgefüllten Fragebogen bis zum 7. Mai an N. Gittler-Hebestreit zurück. Gern können Sie auch telefonisch Kontakt zu Herrn Gittler-Hebestreit aufnehmen.

Vielen Dank für Ihre Unterstützung!

---

[31] Ihre **Identifikationsnummer** befindet sich im Anschreiben unterhalb der Datumsangabe. Diese Nummer unterstützt das gesamte organisatorische Vorgehen der Befragung. Bitte füllen Sie unbedingt dieses Feld aus. Ihre Anonymität gegenüber den anderen Teilnehmern der Untersuchung bleibt hierdurch unberührt.

[Anschrift]

Zweite Befragungsrunde zur Pflegeberatung

Guten Tag [Anrede],

herzlichen Dank für die Rücksendung des ersten Fragebogens. Mit Interesse haben wir Ihren Beitrag gelesen.

Die von allen Teilnehmenden aufgezählten Beratungsinhalte wurden zu 16 Komplexen zusammengefasst und nach Schwerpunkten geordnet. Als übergeordneter Orientierungsrahmen wurde in Anlehnung an den Expertenstandard Entlassungsmanagement das Trajekt-Modell von Corbin/Strauss gewählt.

In der nun folgenden zweiten Befragungsrunde soll diese Zusammenfassung von Ihnen noch einmal bewertet werden. Bitte überprüfen Sie jeden Beratungskomplex hinsichtlich der gewählten Bezeichnung und hinsichtlich der Zuordnung in das Kategoriesystem. Darüber hinaus ist auch eine Ergänzung oder Erweiterung der Beratungskomplexe möglich.

Bitte beantworten Sie alle Fragen und schicken Sie den Bogen bis zum 18. Juni in der gewohnten Weise an Herrn Gittler-Hebestreit zurück.

Herzlichen Dank für Ihre Mühe! Viele Grüße aus Thüringen,

Prof. Dr. Stephan Dorschner					Norbert Gittler-Hebestreit

Anhang

Fragebogen   ID[32]: _____

Bitte beantworten Sie für jeden der aufgeführten Beratungskomplexe folgende zwei Fragen. Bitte nutzen Sie auch die Möglichkeit des letzen Freitextfeldes für weitere Ergänzungen und Bemerkungen.

Frage 1: Stimmen Sie der gewählten Bezeichnung des genannten Beratungskomplexes zu? Bitte notieren Sie gegebenenfalls andere oder ergänzende Formulierungen.

Frage 2: Wurde aus Ihrer Sicht für den genannten Beratungskomplex eine geeignete Zuordnung in das übergeordnete Kategoriesystem[33] gewählt? Bitte notieren Sie gegebenenfalls eine andere Zuordnung.

A) Alltagsbezogene Beratungsschwerpunkte

Leistungsansprüche und finanzielle Hilfen
(z. B. Pflegeversicherung, Härtefonds)

☐ Ja, ich stimme der gewählten Bezeichnung zu.
☐ Ich schlage folgende Umformulierung vor: _____

☐ Ja, die Zuordnung ist aus meiner Sicht geeignet.
☐ Ich schlage folgende Zuordnung vor: _____

Alltagsgestaltung und Alltagsroutinen
(z. B. angepasste Strukturierung des Tagesablaufes)

☐ Ja, ich stimme der gewählten Bezeichnung zu.
☐ Ich schlage folgende Umformulierung vor: _____

☐ Ja, die Zuordnung ist aus meiner Sicht geeignet.
☐ Ich schlage folgende Zuordnung vor: _____

---

[32] Ihre Identifikationsnummer befindet sich im Anschreiben unterhalb der Datumsangabe. Diese Nummer unterstützt das gesamte organisatorische Vorgehen der Befragung. Bitte füllen Sie unbedingt dieses Feld aus. Ihre Anonymität gegenüber den anderen Teilnehmern der Untersuchung bleibt hierdurch unberührt.
[33] In Anlehnung an die Empfehlungen des Expertenstandards Entlassungsmanagement wird das Trajekt-Modell von Corbin/Strauss als übergeordneter Orientierungsrahmen gewählt.

Anhang

Hilfen durch ergänzende Dienste
(z. B. Mahlzeitendienste, Hausnotrufdienste)

☐ Ja, ich stimme der gewählten Bezeichnung zu.
☐ Ich schlage folgende Umformulierung vor: _____

☐ Ja, die Zuordnung ist aus meiner Sicht geeignet.
☐ Ich schlage folgende Zuordnung vor: _____

Informelle Unterstützungssysteme
(z. B. Organisation von Hilfe aus der Familie, Nachbarschaftshilfe)

☐ Ja, ich stimme der gewählten Bezeichnung zu.
☐ Ich schlage folgende Umformulierung vor: _____

☐ Ja, die Zuordnung ist aus meiner Sicht geeignet.
☐ Ich schlage folgende Zuordnung vor: _____

B) Krankheits- und pflegebezogene Beratungsschwerpunkte

Entscheidung zur Pflegeübernahme
(z. B. Möglichkeiten und Herausforderungen der häuslichen Pflege und alternative Versorgungsmöglichkeiten)

☐ Ja, ich stimme der gewählten Bezeichnung zu.
☐ Ich schlage folgende Umformulierung vor: _____

☐ Ja, die Zuordnung ist aus meiner Sicht geeignet.
☐ Ich schlage folgende Zuordnung vor: _____

Pflegefertigkeiten und Pflegeprävention
(z. B. grundpflegerische Handlungen, schonende Hebetechniken, Prophylaxen, aktivierende Pflege)

☐ Ja, ich stimme der gewählten Bezeichnung zu.
☐ Ich schlage folgende Umformulierung vor: _____

☐ Ja, die Zuordnung ist aus meiner Sicht geeignet.
☐ Ich schlage folgende Zuordnung vor: _____

Umgang mit speziellen Versorgungsanforderungen
(z. B. Medikamenteneinnahme, spezielle Ernährung)

    ☐ Ja, ich stimme der gewählten Bezeichnung zu.
    ☐ Ich schlage folgende Umformulierung vor: _____

    ☐ Ja, die Zuordnung ist aus meiner Sicht geeignet.
    ☐ Ich schlage folgende Zuordnung vor: _____

Professionelle Unterstützungssysteme
(z. B. ambulante Pflegedienste, Beratungs- und Koordinierungsstellen)

    ☐ Ja, ich stimme der gewählten Bezeichnung zu.
    ☐ Ich schlage folgende Umformulierung vor: _____

    ☐ Ja, die Zuordnung ist aus meiner Sicht geeignet.
    ☐ Ich schlage folgende Zuordnung vor: _____

Hilfsmittelversorgung und Hilfsmittelgebrauch
(z. B. Organisation und Anwendung von Pflegehilfsmitteln)

    ☐ Ja, ich stimme der gewählten Bezeichnung zu.
    ☐ Ich schlage folgende Umformulierung vor: _____

    ☐ Ja, die Zuordnung ist aus meiner Sicht geeignet.
    ☐ Ich schlage folgende Zuordnung vor: _____

Pflegeumfeldgestaltung und Wohnraumanpassung
(z. B. Einrichten des Pflegezimmers, Beseitigung von Hindernissen)

    ☐ Ja, ich stimme der gewählten Bezeichnung zu.
    ☐ Ich schlage folgende Umformulierung vor: _____

    ☐ Ja, die Zuordnung ist aus meiner Sicht geeignet.
    ☐ Ich schlage folgende Zuordnung vor: _____

Gesundheitsstatus und Perspektiven
(z. B. Verstehen der Krankheit und ihrer Folgen)

    ☐ Ja, ich stimme der gewählten Bezeichnung zu.
    ☐ Ich schlage folgende Umformulierung vor: _____

    ☐ Ja, die Zuordnung ist aus meiner Sicht geeignet.
    ☐ Ich schlage folgende Zuordnung vor: _____

Symptomwahrnehmung und Notfallmanagement
(z. B. frühzeitige Wahrnehmung potenzieller Gesundheitsgefährdung)

☐ Ja, ich stimme der gewählten Bezeichnung zu.
☐ Ich schlage folgende Umformulierung vor: _____

☐ Ja, die Zuordnung ist aus meiner Sicht geeignet.
☐ Ich schlage folgende Zuordnung vor: _____

C) Psychosoziale und biografiebezogene Beratungsschwerpunkte

Gestaltung der Pflegebeziehung
(z. B. Umgang mit neuer gegenseitiger Abhängigkeit und gegenseitigem Anspruchsdenken)

☐ Ja, ich stimme der gewählten Bezeichnung zu.
☐ Ich schlage folgende Umformulierung vor: _____

☐ Ja, die Zuordnung ist aus meiner Sicht geeignet.
☐ Ich schlage folgende Zuordnung vor: _____

Belastungsmindernde Verhaltensweisen
(z. B. Wahrnehmung eigener Grenzen, Offenheit für Hilfe)

☐ Ja, ich stimme der gewählten Bezeichnung zu.
☐ Ich schlage folgende Umformulierung vor: _____

☐ Ja, die Zuordnung ist aus meiner Sicht geeignet.
☐ Ich schlage folgende Zuordnung vor: _____

Umgang mit Lebensveränderungen
(z. B. Anwendung von Copingstrategien zur Überarbeitung des Lebensentwurfes)

☐ Ja, ich stimme der gewählten Bezeichnung zu.
☐ Ich schlage folgende Umformulierung vor: _____

☐ Ja, die Zuordnung ist aus meiner Sicht geeignet.
☐ Ich schlage folgende Zuordnung vor: _____

Krisen und Problemlösungsstrategien
(z. B. Möglichkeiten der Informationsgewinnung)

☐ Ja, ich stimme der gewählten Bezeichnung zu.
☐ Ich schlage folgende Umformulierung vor: _____

☐ Ja, die Zuordnung ist aus meiner Sicht geeignet.
☐ Ich schlage folgende Zuordnung vor: _____

Ihre Ergänzungen und Hinweise:
_____
_____
_____
_____
_____
_____
_____
_____
_____
_____
_____
_____
_____
_____
_____

Bitte tragen Sie Ihre Identifikationsnummer ein und senden Sie den ausgefüllten Fragebogen bis zum 18. Juni an N. Gittler-Hebestreit zurück. Gern können Sie auch telefonisch Kontakt zu Herrn Gittler-Hebestreit aufnehmen.

Vielen Dank für Ihre Unterstützung!

[Anschrift]

Dritte Befragungsrunde zur Pflegeberatung

Guten Tag, [Anrede],

herzlichen Dank für die Rücksendung des zweiten Fragebogens. Mit Interesse haben wir Ihren Beitrag gelesen.

Von allen Teilnehmenden wurden die 16 Beratungsinhalte hinsichtlich ihrer Bezeichnung und ihrer Zuordnung bewerten. Auf der Grundlage dieser Bewertung wurden die Komplexen erneut modifiziert und erweitert.

Bitte prüfen Sie nun anhand der gestellten Fragen, inwieweit einzelne Beratungsinhalte in der Praxis umgesetzt werden können und umgesetzt werden sollten.

Bitte beantworten Sie alle Fragen und schicken Sie den Bogen bis zum 23. Juli in der gewohnten Weise an Herrn Gittler-Hebestreit zurück.

Herzlichen Dank für Ihre Mühe! Viele Grüße aus Thüringen,

Prof. Dr. Stephan Dorschner　　　　　　　　Norbert Gittler-Hebestreit

[Anschrift]

Expertenbefragung zur Pflegeberatung im Entlassungsmanagement

Guten Tag, [Anrede],

Pflegeberatung und pflegerisches Entlassungsmanagement sind Ihnen vertraute Begriffe. In unseren Recherchearbeiten haben wir Sie als Experte für diese Themen ermittelt. Aus diesem Grund bitten wir Sie, uns bei einer wissenschaftlichen Untersuchung zu unterstützen:
Unser Forschungsvorhaben widmet sich der pflegerischen Beratungsarbeit im Entlassungsmanagement. Unser Ziel ist die Entwicklung eines inhaltlichen Orientierungsrahmens für diese Beratungstätigkeit. In diesem Zusammenhang führen wir eine freiwillige Expertenbefragung durch.

Eine interessante Forschungsmethode, um vorhandenes Expertenwissen zu ergründen ist die Delphi-Befragung: In mehreren schriftlichen Befragungsrunden wird ein breites Meinungsbild unterschiedlicher Expertengruppen einem Konsens zugeführt.
Was bedeutet eine Teilnahme an dieser Befragung ganz konkret für Sie? Wir werden Ihnen nacheinander zwei Fragebögen zuschicken. Wir versichern Ihnen, dass die Bögen übersichtlich gestaltet und in geringem Umfang gehalten sind. Die anonymisierten Ergebnisse der ersten Befragungsrunde werden im zweiten Bogen ersichtlich. Das ist ein sehr wichtiger Aspekt dieser Befragungsmethode. Auf diese Weise wird eine Konsensbildung stimuliert, welche außerhalb der sonst üblichen Gruppendynamik stattfindet.

Bitte beantworten Sie (oder ein für diesen Aufgabenbereich verantwortlicher Mitarbeiter) alle Fragen und schicken Sie den Bogen bis zum 23. Juli an Herrn Gittler-Hebestreit (Anschrift siehe Fragebogen) zurück. Wir versichern Ihnen einen vertraulichen Umgang mit Ihren Antworten. Benachrichtigen Sie uns bitte auch, wenn Sie nicht an dieser Befragung teilnehmen möchten.

Wir hoffen, wir haben Ihr Interesse an dieser Expertenbefragung geweckt und freuen uns auf Ihren Beitrag. Gern beantworten wir Ihnen weitere Fragen.

Haben Sie herzlichen Dank schon im Voraus! Viele Grüße aus Thüringen,

Prof. Dr. Stephan Dorschner   Norbert Gittler-Hebestreit

Fragebogen ID[34]: _____

Frage 1: Wie wichtig sind aus Ihrer Sicht die einzelnen Beratungskomplexe (siehe gelber Bogen) für die Vorbereitung und Festigung der häuslichen Pflege?

Alltagsbezogene Beratungsschwerpunkte

Sicherung finanzieller Grundlagen
sehr wichtig [4] [3] [2] [1] überhaupt nicht wichtig

Alltagsgestaltung und Alltagsroutinen
sehr wichtig [4] [3] [2] [1] überhaupt nicht wichtig

Pflegeumfeld und Wohnraumanpassung
sehr wichtig [4] [3] [2] [1] überhaupt nicht wichtig

Informelle Unterstützungssysteme
sehr wichtig [4] [3] [2] [1] überhaupt nicht wichtig

Ergänzende Dienste
sehr wichtig [4] [3] [2] [1] überhaupt nicht wichtig

Krankheits- und pflegebezogene Beratungsschwerpunkte

Perspektiven der Pflegeübernahme
sehr wichtig [4] [3] [2] [1] überhaupt nicht wichtig

Pflegefertigkeiten und Pflegeprävention
sehr wichtig [4] [3] [2] [1] überhaupt nicht wichtig

Spezielle Versorgungsanforderungen
sehr wichtig [4] [3] [2] [1] überhaupt nicht wichtig

---

[34] Ihre Identifikationsnummer befindet sich im Anschreiben unterhalb der Datumsangabe. Diese Nummer unterstützt das gesamte organisatorische Vorgehen der Befragung. Bitte füllen Sie unbedingt dieses Feld aus. Ihre Anonymität gegenüber den anderen Teilnehmern der Untersuchung bleibt hierdurch unberührt.

Professionelle Unterstützungssysteme
　　sehr wichtig ④ ③ ② ① überhaupt nicht wichtig

Hilfsmittelversorgung und -gebrauch
　　sehr wichtig ④ ③ ② ① überhaupt nicht wichtig

Gesundheitsstatus und Perspektiven
　　sehr wichtig ④ ③ ② ① überhaupt nicht wichtig

Symptomwahrnehmung und -management
　　sehr wichtig ④ ③ ② ① überhaupt nicht wichtig

Psychosoziale und biografiebezogene Beratungsschwerpunkte

Gestaltung der Pflegebeziehung
　　sehr wichtig ④ ③ ② ① überhaupt nicht wichtig

Belastungsmindernde Verhaltensweisen
　　sehr wichtig ④ ③ ② ① überhaupt nicht wichtig

Sicherung sozialer Beziehungen
　　sehr wichtig ④ ③ ② ① überhaupt nicht wichtig

Anpassung der Lebensgestaltung
　　sehr wichtig ④ ③ ② ① überhaupt nicht wichtig

Wahrnehmung und Bewältigung von Krisen
　　sehr wichtig ④ ③ ② ① überhaupt nicht wichtig

Frage 2: Wie intensiv werden die einzelnen Beratungskomplexe in der derzeitig gängigen Praxis der Pflegeüberleitung berücksichtigt?

Alltagsbezogene Beratungsschwerpunkte

Sicherung finanzieller Grundlagen
sehr intensiv ④ ③ ② ① überhaupt nicht

Alltagsgestaltung und Alltagsroutinen
sehr intensiv ④ ③ ② ① überhaupt nicht

Pflegeumfeld und Wohnraumanpassung
sehr intensiv ④ ③ ② ① überhaupt nicht

Informelle Unterstützungssysteme
sehr intensiv ④ ③ ② ① überhaupt nicht

Ergänzende Dienste
sehr intensiv ④ ③ ② ① überhaupt nicht

Krankheits- und pflegebezogene Beratungsschwerpunkte

Perspektiven der Pflegeübernahme
sehr intensiv ④ ③ ② ① überhaupt nicht

Pflegefertigkeiten und Pflegeprävention
sehr intensiv ④ ③ ② ① überhaupt nicht

Spezielle Versorgungsanforderungen
sehr intensiv ④ ③ ② ① überhaupt nicht

Professionelle Unterstützungssysteme
  sehr intensiv [4] [3] [2] [1] überhaupt nicht

Hilfsmittelversorgung und -gebrauch
  sehr intensiv [4] [3] [2] [1] überhaupt nicht

Gesundheitsstatus und Perspektiven
  sehr intensiv [4] [3] [2] [1] überhaupt nicht

Symptomwahrnehmung und -management
  sehr intensiv [4] [3] [2] [1] überhaupt nicht

Psychosoziale und biografiebezogene Beratungsschwerpunkte

Gestaltung der Pflegebeziehung
  sehr intensiv [4] [3] [2] [1] überhaupt nicht

Belastungsmindernde Verhaltensweisen
  sehr intensiv [4] [3] [2] [1] überhaupt nicht

Sicherung sozialer Beziehungen
  sehr intensiv [4] [3] [2] [1] überhaupt nicht

Anpassung der Lebensgestaltung
  sehr intensiv [4] [3] [2] [1] überhaupt nicht

Wahrnehmung und Bewältigung von Krisen
  sehr intensiv [4] [3] [2] [1] überhaupt nicht

Frage 3: Wer sollte sich für die Beratung der einzelnen Schwerpunkte im Wesentlichen verantwortlich fühlen?

Alltagsbezogene Beratungsschwerpunkte

Sicherung finanzieller Grundlagen
☐ Pflege ☐ Medizin ☐ Sozialdienst ☐ Andere

Alltagsgestaltung und Alltagsroutinen
☐ Pflege ☐ Medizin ☐ Sozialdienst ☐ Andere

Pflegeumfeld und Wohnraumanpassung
☐ Pflege ☐ Medizin ☐ Sozialdienst ☐ Andere

Informelle Unterstützungssysteme
☐ Pflege ☐ Medizin ☐ Sozialdienst ☐ Andere

Ergänzende Dienste
☐ Pflege ☐ Medizin ☐ Sozialdienst ☐ Andere

Krankheits- und pflegebezogene Beratungsschwerpunkte

Perspektiven der Pflegeübernahme
☐ Pflege ☐ Medizin ☐ Sozialdienst ☐ Andere

Pflegefertigkeiten und Pflegeprävention
☐ Pflege ☐ Medizin ☐ Sozialdienst ☐ Andere

Spezielle Versorgungsanforderungen
☐ Pflege ☐ Medizin ☐ Sozialdienst ☐ Andere

Professionelle Unterstützungssysteme
☐ Pflege ☐ Medizin ☐ Sozialdienst ☐ Andere

Hilfsmittelversorgung und -gebrauch
☐ Pflege ☐ Medizin ☐ Sozialdienst ☐ Andere

Gesundheitsstatus und Perspektiven
☐ Pflege ☐ Medizin ☐ Sozialdienst ☐ Andere

Symptomwahrnehmung und -management
☐ Pflege ☐ Medizin ☐ Sozialdienst ☐ Andere

Psychosoziale und biografiebezogene Beratungsschwerpunkte

Gestaltung der Pflegebeziehung
☐ Pflege ☐ Medizin ☐ Sozialdienst ☐ Andere

Belastungsmindernde Verhaltensweisen
☐ Pflege ☐ Medizin ☐ Sozialdienst ☐ Andere

Sicherung sozialer Beziehungen
☐ Pflege ☐ Medizin ☐ Sozialdienst ☐ Andere

Anpassung der Lebensgestaltung
☐ Pflege ☐ Medizin ☐ Sozialdienst ☐ Andere

Wahrnehmung und Bewältigung von Krisen
☐ Pflege ☐ Medizin ☐ Sozialdienst ☐ Andere

Frage 4: Durch welche Berufsgruppe/Institution werden die genannten Beratungskomplexe derzeit bevorzugt bearbeitet?

Alltagsbezogene Beratungsschwerpunkte

Sicherung finanzieller Grundlagen
☐ Pflege ☐ Medizin ☐ Sozialdienst ☐ Andere

Alltagsgestaltung und Alltagsroutinen
☐ Pflege ☐ Medizin ☐ Sozialdienst ☐ Andere

Pflegeumfeld und Wohnraumanpassung
☐ Pflege ☐ Medizin ☐ Sozialdienst ☐ Andere

Informelle Unterstützungssysteme
☐ Pflege ☐ Medizin ☐ Sozialdienst ☐ Andere

Ergänzende Dienste
☐ Pflege ☐ Medizin ☐ Sozialdienst ☐ Andere

Krankheits- und pflegebezogene Beratungsschwerpunkte

Perspektiven der Pflegeübernahme
☐ Pflege ☐ Medizin ☐ Sozialdienst ☐ Andere

Pflegefertigkeiten und Pflegeprävention
☐ Pflege ☐ Medizin ☐ Sozialdienst ☐ Andere

Spezielle Versorgungsanforderungen
☐ Pflege ☐ Medizin ☐ Sozialdienst ☐ Andere

Professionelle Unterstützungssysteme
☐ Pflege ☐ Medizin ☐ Sozialdienst ☐ Andere

Hilfsmittelversorgung und -gebrauch
☐ Pflege ☐ Medizin ☐ Sozialdienst ☐ Andere

Gesundheitsstatus und Perspektiven
☐ Pflege ☐ Medizin ☐ Sozialdienst ☐ Andere

Symptomwahrnehmung und -management
☐ Pflege ☐ Medizin ☐ Sozialdienst ☐ Andere

Psychosoziale und biografiebezogene Beratungsschwerpunkte

Gestaltung der Pflegebeziehung
☐ Pflege ☐ Medizin ☐ Sozialdienst ☐ Andere

Belastungsmindernde Verhaltensweisen
☐ Pflege ☐ Medizin ☐ Sozialdienst ☐ Andere

Sicherung sozialer Beziehungen
☐ Pflege ☐ Medizin ☐ Sozialdienst ☐ Andere

Anpassung der Lebensgestaltung
☐ Pflege ☐ Medizin ☐ Sozialdienst ☐ Andere

Wahrnehmung und Bewältigung von Krisen
☐ Pflege ☐ Medizin ☐ Sozialdienst ☐ Andere

Bitte tragen Sie Ihre Identifikationsnummer ein und senden Sie den ausgefüllten Fragebogen bis zum 23. Juli an N. Gittler-Hebestreit zurück. Gern können Sie auch telefonisch Kontakt zu Herrn Gittler-Hebestreit aufnehmen.

Vielen Dank für Ihre Unterstützung!

[Anschrift]

Letzte Befragungsrunde zur Pflegeberatung

Guten Tag, [Anrede],

herzlichen Dank für die Rücksendung des Fragebogens. An der vorigen Befragungswelle haben sich insgesamt 26 Pflegeexperten beteiligt. Die Ergebnisse aus der vorhergehenden Runde (fett unterstrichen) sind im nunmehr letzten Fragebogen für Sie zusammengestellt. Nach der Auswertung der letzten Runde erhalten Sie von uns eine Zusammenfassung der Befragungsergebnisse aus der gesamten Untersuchung.

Der mitgeschickte Fragebogen ist identisch in Aufbau und Inhalt mit seinem Vorgänger. Lediglich die Ergebnisdarstellung wurde eingefügt. Diese Vorgehensweise charakterisiert die von uns angewandte Befragungsmethode (siehe erstes Anfrageschreiben).

Bitte beantworten Sie erneut alle Fragen und schicken Sie den Bogen bis zum 1. Oktober in der gewohnten Weise an Herrn Gittler-Hebestreit (Anschrift siehe Fragebogen) zurück.

Herzlichen Dank für Ihre Mühe! Viele Grüße aus Thüringen,

Prof. Dr. Stephan Dorschner   Norbert Gittler-Hebestreit

Anhang

Fragebogen mit Feedback aus der Vorrunde[35]   ID[36]: _____

Frage 1: Wie wichtig sind aus Ihrer Sicht die einzelnen Beratungskomplexe (siehe gelber Bogen) für die Vorbereitung und Festigung der häuslichen Pflege?

Alltagsbezogene Beratungsschwerpunkte

Sicherung finanzieller Grundlagen
sehr wichtig **[4]** [3] [2] [1] überhaupt nicht wichtig

Alltagsgestaltung und Alltagsroutinen
sehr wichtig **[4]** [3] [2] [1] überhaupt nicht wichtig

Pflegeumfeld und Wohnraumanpassung
sehr wichtig **[4]** [3] [2] [1] überhaupt nicht wichtig

Informelle Unterstützungssysteme
sehr wichtig **[4]** [3] [2] [1] überhaupt nicht wichtig

Ergänzende Dienste
sehr wichtig [4] **[3]** [2] [1] überhaupt nicht wichtig

Krankheits- und pflegebezogene Beratungsschwerpunkte

Perspektiven der Pflegeübernahme
sehr wichtig **[4]** [3] [2] [1] überhaupt nicht wichtig

Pflegefertigkeiten und Pflegeprävention
sehr wichtig **[4]** [3] [2] [1] überhaupt nicht wichtig

---

[35] Entsprechend dem Studiendesign (Delphi-Studie) werden die Ergebnisse aus der Vorrunde in den aktuellen Fragebogen eingearbeitet. Die im letzten Fragebogen am häufigsten angekreuzten Bewertungen sind daher fett unterstrichen.

[36] Ihre Identifikationsnummer befindet sich im Anschreiben unterhalb der Datumsangabe. Diese Nummer unterstützt das gesamte organisatorische Vorgehen der Befragung. Bitte füllen Sie unbedingt dieses Feld aus. Ihre Anonymität gegenüber den anderen Teilnehmern der Untersuchung bleibt hierdurch unberührt.

Spezielle Versorgungsanforderungen
sehr wichtig [4] [3] [2] [1] überhaupt nicht wichtig

Professionelle Unterstützungssysteme
sehr wichtig [4] [3] [2] [1] überhaupt nicht wichtig

Hilfsmittelversorgung und -gebrauch
sehr wichtig [4] [3] [2] [1] überhaupt nicht wichtig

Gesundheitsstatus und Perspektiven
sehr wichtig [4] [3] [2] [1] überhaupt nicht wichtig

Symptomwahrnehmung und -management
sehr wichtig [4] [3] [2] [1] überhaupt nicht wichtig

Psychosoziale und biografiebezogene Beratungsschwerpunkte

Gestaltung der Pflegebeziehung
sehr wichtig [4] [3] [2] [1] überhaupt nicht wichtig

Belastungsmindernde Verhaltensweisen
sehr wichtig [4] [3] [2] [1] überhaupt nicht wichtig

Sicherung sozialer Beziehungen
sehr wichtig [4] **[3]** [2] [1] überhaupt nicht wichtig

Anpassung der Lebensgestaltung
sehr wichtig [4] [3] [2] [1] überhaupt nicht wichtig

Wahrnehmung und Bewältigung von Krisen
sehr wichtig [4] [3] [2] [1] überhaupt nicht wichtig

Frage 2: Wie intensiv werden die einzelnen Beratungskomplexe in der derzeitig gängigen Praxis der Pflegeüberleitung berücksichtigt?

Alltagsbezogene Beratungsschwerpunkte

Sicherung finanzieller Grundlagen
  sehr intensiv [4] [3] [2] [1] überhaupt nicht

Alltagsgestaltung und Alltagsroutinen
  sehr intensiv [4] [3] [2] [1] überhaupt nicht

Pflegeumfeld und Wohnraumanpassung
  sehr intensiv [4] [3] [2] [1] überhaupt nicht

Informelle Unterstützungssysteme
  sehr intensiv [4] [3] [2] [1] überhaupt nicht

Ergänzende Dienste
  sehr intensiv [4] [3] [2] [1] überhaupt nicht

Krankheits- und pflegebezogene Beratungsschwerpunkte

Perspektiven der Pflegeübernahme
  sehr intensiv [4] [3] [2] [1] überhaupt nicht

Pflegefertigkeiten und Pflegeprävention
  sehr intensiv [4] [3] [2] [1] überhaupt nicht

Spezielle Versorgungsanforderungen
  sehr intensiv [4] [3] [2] [1] überhaupt nicht

Professionelle Unterstützungssysteme
 sehr intensiv ☐4 ☒3 ☐2 ☐1 überhaupt nicht

Hilfsmittelversorgung und -gebrauch
 sehr intensiv ☐4 ☒3 ☐2 ☐1 überhaupt nicht

Gesundheitsstatus und Perspektiven
 sehr intensiv ☐4 ☐3 ☒2 ☐1 überhaupt nicht

Symptomwahrnehmung und -management
 sehr intensiv ☐4 ☐3 ☒2 ☐1 überhaupt nicht

Psychosoziale und biografiebezogene Beratungsschwerpunkte

Gestaltung der Pflegebeziehung
 sehr intensiv ☐4 ☐3 ☐2 ☒1 überhaupt nicht

Belastungsmindernde Verhaltensweisen
 sehr intensiv ☐4 ☐3 ☒2 ☐1 überhaupt nicht

Sicherung sozialer Beziehungen
 sehr intensiv ☐4 ☐3 ☒2 ☐1 überhaupt nicht

Anpassung der Lebensgestaltung
 sehr intensiv ☐4 ☐3 ☒2 ☐1 überhaupt nicht

Wahrnehmung und Bewältigung von Krisen
 sehr intensiv ☐4 ☐3 ☒2 ☐1 überhaupt nicht

Frage 3: Wer sollte sich für die Beratung der einzelnen Schwerpunkte im Wesentlichen verantwortlich fühlen?

Alltagsbezogene Beratungsschwerpunkte

Sicherung finanzieller Grundlagen
☐ Pflege ☐ Medizin ☒ Sozialdienst ☐ Andere

Alltagsgestaltung und Alltagsroutinen
☒ Pflege ☐ Medizin ☐ Sozialdienst ☐ Andere

Pflegeumfeld und Wohnraumanpassung
☒ Pflege ☐ Medizin ☐ Sozialdienst ☐ Andere

Informelle Unterstützungssysteme
☒ Pflege ☐ Medizin ☐ Sozialdienst ☐ Andere

Ergänzende Dienste
☒ Pflege ☐ Medizin ☐ Sozialdienst ☐ Andere

Krankheits- und pflegebezogene Beratungsschwerpunkte

Perspektiven der Pflegeübernahme
☒ Pflege ☐ Medizin ☐ Sozialdienst ☐ Andere

Pflegefertigkeiten und Pflegeprävention
☒ Pflege ☐ Medizin ☐ Sozialdienst ☐ Andere

Spezielle Versorgungsanforderungen
☒ Pflege ☐ Medizin ☐ Sozialdienst ☐ Andere

Anhang

Professionelle Unterstützungssysteme
☒ Pflege ☐ Medizin ☐ Sozialdienst ☐ Andere

Hilfsmittelversorgung und -gebrauch
☒ Pflege ☐ Medizin ☐ Sozialdienst ☐ Andere

Gesundheitsstatus und Perspektiven
☐ Pflege ☒ Medizin ☐ Sozialdienst ☐ Andere

Symptomwahrnehmung und -management
☒ Pflege ☐ Medizin ☐ Sozialdienst ☐ Andere

Psychosoziale und biografiebezogene Beratungsschwerpunkte

Gestaltung der Pflegebeziehung
☒ Pflege ☐ Medizin ☐ Sozialdienst ☐ Andere

Belastungsmindernde Verhaltensweisen
☒ Pflege ☐ Medizin ☐ Sozialdienst ☐ Andere

Sicherung sozialer Beziehungen
☒ Pflege ☐ Medizin ☐ Sozialdienst ☐ Andere

Anpassung der Lebensgestaltung
☒ Pflege ☐ Medizin ☐ Sozialdienst ☐ Andere

Wahrnehmung und Bewältigung von Krisen
☒ Pflege ☐ Medizin ☐ Sozialdienst ☐ Andere

Frage 4: Durch welche Berufsgruppe/Institution werden die genannten Beratungskomplexe derzeit bevorzugt bearbeitet?

Alltagsbezogene Beratungsschwerpunkte

Sicherung finanzieller Grundlagen
☐ Pflege   ☐ Medizin   ☒ Sozialdienst   ☐ Andere

Alltagsgestaltung und Alltagsroutinen
☒ Pflege   ☐ Medizin   ☐ Sozialdienst   ☐ Andere

Pflegeumfeld und Wohnraumanpassung
☐ Pflege   ☐ Medizin   ☒ Sozialdienst   ☐ Andere

Informelle Unterstützungssysteme
☐ Pflege   ☐ Medizin   ☒ Sozialdienst   ☐ Andere

Ergänzende Dienste
☐ Pflege   ☐ Medizin   ☒ Sozialdienst   ☐ Andere

Krankheits- und pflegebezogene Beratungsschwerpunkte

Perspektiven der Pflegeübernahme
☐ Pflege   ☐ Medizin   ☒ Sozialdienst   ☐ Andere

Pflegefertigkeiten und Pflegeprävention
☒ Pflege   ☐ Medizin   ☐ Sozialdienst   ☐ Andere

Spezielle Versorgungsanforderungen
☒ Pflege   ☐ Medizin   ☐ Sozialdienst   ☐ Andere

Anhang

Professionelle Unterstützungssysteme
☐ Pflege ☐ Medizin ☒ Sozialdienst ☐ Andere

Hilfsmittelversorgung und -gebrauch
☒ Pflege ☐ Medizin ☐ Sozialdienst ☐ Andere

Gesundheitsstatus und Perspektiven
☐ Pflege ☒ Medizin ☐ Sozialdienst ☐ Andere

Symptomwahrnehmung und -management
☐ Pflege ☒ Medizin ☐ Sozialdienst ☐ Andere

Psychosoziale und biografiebezogene Beratungsschwerpunkte

Gestaltung der Pflegebeziehung
☒ Pflege ☐ Medizin ☐ Sozialdienst ☐ Andere

Belastungsmindernde Verhaltensweisen
☒ Pflege ☐ Medizin ☐ Sozialdienst ☐ Andere

Sicherung sozialer Beziehungen
☐ Pflege ☐ Medizin ☒ Sozialdienst ☐ Andere

Anpassung der Lebensgestaltung
☐ Pflege ☐ Medizin ☒ Sozialdienst ☐ Andere

Wahrnehmung und Bewältigung von Krisen
☐ Pflege ☐ Medizin ☒ Sozialdienst ☐ Andere

Bitte tragen Sie Ihre Identifikationsnummer ein und senden Sie den ausgefüllten Fragebogen bis zum 1. Oktober an N. Gittler-Hebestreit zurück. Gern können Sie auch telefonisch Kontakt zu Herrn Gittler-Hebestreit aufnehmen.

Vielen Dank für Ihre Unterstützung!

Anhang

Anlage zum Fragebogen: Komplexe in der Pflegeberatung

A) Alltagsbezogene Beratungsschwerpunkte

Sicherung finanzieller Grundlagen
(z. B. gesetzliche Leistungsansprüche, berufliche Perspektiven, weitere finanzielle Hilfen)

Alltagsgestaltung und Alltagsroutinen
(z. B. angepasste Strukturierung des Tagesablaufes, Sicherung der hauswirtschaftlichen Versorgung und weiterer alltäglicher Arbeiten)

Pflegeumfeldgestaltung und Wohnraumanpassung
(z. B. Einrichten des Pflegezimmers, barrierefreie und sichere Gestaltung des Umfeldes)

Informelle Unterstützungssysteme
(z. B. Organisation von Hilfe aus der Familie, Unterstützung durch Nachbarschaftshilfe)

Ergänzende Dienste
(z. B. Mahlzeitendienste, Hausnotrufdienste, Fahrdienste, ehrenamtliche Leistungsangebote)

B) Krankheits- und pflegebezogene Beratungsschwerpunkte

Perspektiven der Pflegeübernahme
(z. B. Möglichkeiten und Grenzen der häuslichen Pflege und alternative Versorgungsmöglichkeiten)

Pflegefertigkeiten und Pflegeprävention (z. B. allgemeinpflegerische Handlungen, schonende Pflegetechniken, Anwendung von Prophylaxen, aktivierende Pflege)

Spezielle Versorgungsanforderungen (z. B. Medikamenteneinnahme, spezielle Ernährung, behandlungspflegerische Verrichtungen)

Professionelle Unterstützungssysteme (z. B. ambulante Pflegedienste, Beratungs- und Koordinierungsstellen, Selbsthilfegruppen)

Hilfsmittelversorgung und Hilfsmittelgebrauch
(z. B. Organisation und geschulte Anwendung von Pflegehilfsmitteln)

Gesundheitsstatus und Perspektiven
(z. B. Verstehen der Krankheit und des Krankheitsverlaufes, Auseinandersetzung mit krankheitsbedingten Einschränkungen)

Symptomwahrnehmung und Symptommanagement
(z. B. Beobachtung und Stabilisierung krankheitsbedingter Verläufe, Wahrnehmung potenzieller Gesundheitsgefährdung, Notfallmanagement)

C) Psychosoziale und biografiebezogene Beratungsschwerpunkte

Gestaltung der Pflegebeziehung
(z. B. Umgang mit gegenseitiger Abhängigkeit und gegenseitigem Anspruchsdenken, Aushandeln der Arbeitsteilungen)

Belastungsmindernde Verhaltensweisen
(z. B. Achtung eigener Ressourcen, Wahrnehmung eigener Grenzen, Offenheit für Hilfe, Selbstpflege, Möglichkeiten der Stressbewältigung)

Sicherung sozialer Beziehungen
(z. B. Umgang mit sozialen Verpflichtungen, Umgang mit Konflikten in der Familie, Verhinderung sozialer Isolation)

Anpassung der Lebensgestaltung
(z. B. Akzeptanz krankheitsbedingter Begrenzungen, angepasste familiäre und berufliche Zukunftsplanung)

Wahrnehmung und Bewältigung von Krisen
(z. B. Verarbeitung von Krisenerfahrungen, Anwendung von Bewältigungsstrategien, Hilfen zur Problemlösung)

Literatur

Bach M., Nikolaus T. (1998): Das Konzept der Übergangsbetreuung. Geriatrisches Zentrum Bethanien am Klinikum der Universität Heidelberg. In: Garms-Homolova V., Schaeffer D. (Hrsg.): Medizin und Pflege: Kooperation in der ambulanten Versorgung. Ullstein, 1. Auflage, Wiesbaden, S. 161–175.

Bardecki M.J. (1998): Participants Response to the Delphi Method: An Attitudinal Perspective. In: Technological Forecasting and Social Change, Heft 25, S. 281–292.

Bastine R. (1976): Ansätze zur Formulierung allgemeiner Interventionsstrategien in der Psychotherapie. In: Jankowski P., Tscheulin A., Fitkau H.J., Mann F. (Hrsg.): Klientenzentrierte Psychotherapie heute. 1. Auflage, Göttingen, S. 193–207.

Benner P. (1984): Stufen zur Pflegekompetenz. From Novice to Expert. Huber, 1. Auflage, Bern.

Blinkert B., Klie T. (1999): Pflege im sozialen Wandel. Vincentz, 1. Auflage, Hannover.

Böhme E. (1985): Krankenpflege – Brücke in den Alltag. Erfahrungen mit der Übergangspflege. Psychiatrie, 1. Auflage, Rehburg-Loccum.

Bortz J. (1999): Lehrbuch der Statistik für Sozialwissenschaftler. Springer, 5. Auflage, Berlin.

Bösing U., Lang P., Zegelin-Abt A. (2001): Patienten- und Familienedukation erfordern neue Kompetenzen. Pr-Internet, 3. Jg., Heft 6, S.126–132.

Brunen M., Herold E. (2001): Ambulante Pflege. Grundlagen, Pflegeanleitung, Pflegeberatung, Pflegeprozess, Kommunikative Methoden, Ganzheitliche, integrative Pflege. Schlütersche, 1. Auflage, Hannover.

Brünz H. (1998): Anleitung und Beratung erfordern umfangreiches Fachwissen der Pflegenden – gesetzliche Anforderungen an Pflegefachkräfte durch das Pflegeversicherungsgesetz. Pflegezeitschrift, 51. Jg., Heft 12, S. 140–144.

Buijssen H. (1997): Die Beratung von pflegenden Angehörigen. Beltz, 1. Auflage, Weinheim.

Bundesministerium für Familie, Senioren, Frauen und Jugend (2001): Dritter Bericht zur Lage der älteren Generation. Eigenverlag, Berlin.

Bundesministerium für Familie, Senioren, Frauen und Jugend (2002): Vierter Bericht zur Lage der älteren Generation. Eigenverlag, Berlin.

Corbin J., Strauss A. (1993): Weiterleben lernen. Chronisch Kranke in der Familie. Piper, 1. Auflage, München.

Corbin J., Strauss A. (1998): Ein Pflegemodell zur Bewältigung chronischer Krankheiten. In: Woog P. (Hrsg.): Chronisch Kranke pflegen: das Corbin- und Strauss-Pflegemodell. Ullstein Medical, 1. Auflage, Wiesbaden, S. 1–30.

Literatur

Dangel B., Korporal J. (2001): Qualitätssicherung in der pflegerischen Versorgung – Ansatz und Implementation eines berufs- und institutionenübergreifenden Qualitätssicherungsprojektes. Pflege, 7. Jg., Heft 5, Bern. S. 317–326.

Dangel B. (2004): Pflegerische Entlassungsplanung – Ansatz und Umsetzung mit dem Expertenstandard. Urban & Fischer, 1. Auflage, München.

Deutsches Netzwerk für Qualitätsentwicklung in der Pflege (2004): Expertenstandard Entlassungsmanagement in der Pflege. Fachhochschule Osnabrück. Schriftenreihe. Eigenverlag, Osnabrück.

Dillman D.A. (2000): Mail an internet surveys: the tailored design method. Wiley, 1. Auflage, New York und Weinheim.

Dörpinghaus S., Grützmacher S., Werbke R.S., Weidner F. (2004): Überleitung und Case Management in der Pflege. Schlütersche, 1. Auflage, Hannover.

Eck C.D. (1993): Elemente einer Rahmentheorie der Beratung und Supervision. In: Fatzer G. (Hrsg.): Supervision und Beratung. 1. Auflage, Köln, S. 17–40.

Ewers M. (2001): Anleitung als Aufgabe der Pflege. Ergebnisse einer Literaturanalyse. Veröffentlichungsreihe des Instituts für Pflegewissenschaft an der Universität Bielefeld. Eigenverlag, Bielefeld.

Georg W., Georg U. (2003): Angehörigenintegration in der Pflege. Reinhardt, 1. Auflage, München.

Gill W., Mantej W. (1997): Die Sozialvisite – mehr als eine Pflegeüberleitung. Pflege aktuell, 51. Jg., Heft 51, S. 376–380.

Gittler N., Spiller A. (2004): Projekt zur wissenschaftlich begleiteten Einführung und Evaluation einer Pflegeüberleitung am Universitätsklinikum Jena. In: Lusiardi S. (Hrsg.): Überleitungsmanagement – Wege zur Umsetzung in die Praxis. Medizin und Wissen, 1. Auflage, München, S.

Görres S., Böckler U. (2004): Innovative Potenziale und neue Handlungsfelder für zukünftige Dienstleistungen in der Pflege. Pflege, 9. Jg., Heft 17, S. 105–112.

Gräßel E. (1997): Belastungen und gesundheitliche Situation der Pflegenden. Querschnittsuntersuchung zur häuslichen Pflege bei chronischem Hilfs- und Pflegebedarf im Alter. Hänsel-Hohenhausen, 1. Auflage, Engelsbach.

Haas-Unmüssig P. (2001): Kompetenzen in der Pflegeberatung: Neue Aufgaben erfordern umfassende Weiterbildung. Pflegezeitschrift, 54. Jg., Heft 4, S. 285–285.

Häder M., Häder S. (2000): Die Delphi-Technik als Gegenstand methodischer Forschung. In: Häder M., Häder S. (Hrsg.): Die Delphi-Technik in den Sozialwissenschaften – Methodische Forschung und innovative Anwendung. Westdeutscher, 1. Auflage, Opladen, S. 11–31.

Häder M. (2002): Delphi-Befragung. Westdeutscher, 1. Auflage, Wiesbaden.

Harms R., Schwarz A. (1998): Sozialvisite und Übergangspflege. Abschlussbericht zum Projekt, Auguste-Victoria-Krankenhaus Berlin.

Hedtke-Becker A. (1990): Die Pflegenden pflegen. Lambertus, 1. Auflage, Freiburg.

Höhmann U., Müller-Mundt G., Schulz B. (1998): Qualität durch Kooperation. Mabuse, 1. Auflage, Frankfurt am Main.
Höhmann U. (2002): Versorgungskontinuität durch kooperative Qualitätsentwicklung und abgestimmtes Trajektmanagement. In: Behrens J. (Hrsg.): Hallesche Beiträge zu den Gesundheits- und Pflegewissenschaften, Heft 4. Martin-Luther-Universität Halle-Wittenberg. Eigenverlag, Halle.
Huber M. (2002): Patientenberatung und -edukation – welche Anforderungsprofile werden an die Pflege in Zukunft gestellt. Pr-Internet, 4. Jg., Heft 3, S. 65–72.
Hulskers H., Niederer-Frei I. (1997): Pflegeexpertin/Pflegeexperte als Beraterin/Berater. Pflege, 3. Jg., Heft 10, S. 80–85.
Hünig W. (2000): Nahtlos pflegen: Überleitungsmodell in Borken stellt transparentes Verbundsystem von stationären, teilstationären und ambulanten Hilfen sicher. Häusliche Pflege, 9. Jg., Heft 7, S.18–23.
Jacob C. (2004): Gesundheitsförderung im pflegerisch-klinischen Kontext. Huber, 1. Auflage, Bern.
Jazbinsek D., Wischer R., Woskanjan S. (1994): Netzwerkforschung in einem Public Health Projekt. Krebskranken die Klinik ersparen. Forschung aktuell, Sonderheft Gesundheitswissenschaften 11, S. 59–61.
Klie T. (1999): Pflegeversicherung. Vincentz, 5. Auflage, Hannover.
Knelange C., Schieron U. (2000): Beratung in der Pflege – als Aufgabe erkannt und professionell ausgeübt. Pflege & Gesellschaft, 5. Jg., Heft 1, S. 4–11.
Knelange C., Schieron U. (2001): Beratung im Kontext der Pflegeüberleitung. In: Koch-Straube U. (Hrsg.): Beratung in der Pflege. Huber, 1. Auflage, Bern, S. 154–162.
Koch-Straube U. (Hrsg.) (2001): Beratung in der Pflege. Huber, 1. Auflage, Bern.
Kromrey H. (1998): Empirische Sozialforschung, Modelle und Methoden der Datenerhebung und Datenauswertung. Leske und Budrich, 1. Auflage, Opladen.
Liedtke D., Schulz-Gödker A. (1995): Modellprojekt betreute Überleitung. Pflegen ambulant, 23. Jg., Heft 6, S. 24–26.
London F. (2003): Informieren, Schulen, Beraten. Praxishandbuch zur pflegebezogenen Patientenedukation. Huber, 1. Auflage, Bern.
Lusiardi S. (2004): Überleitungsmanagement – Wege zur Umsetzung in die Praxis. Urban & Vogel, 1. Auflage, München.
Mayer H. (2002): Einführung in die Pflegeforschung. Facultas, 1. Auflage, Wien.
Mayring P. (2002): Einführung in die qualitative Sozialforschung. Beltz, 5. Auflage, Weinheim.
Meuser M., Nagel U. (2002): Vom Nutzen der Expertise. In: Bogner A., Littig B., Menz W. (Hrsg.): Das Experteninterview. Leske und Budrich, 1. Auflage, Opladen, S. 257–272.
Mollenhauer K. (2001): Einführung in die Sozialpädagogik: Probleme und Begriffe der Jugendhilfe. Beltz, 10. Auflage, Weinheim/Basel.

Müller-Mundt G., Schaeffer D. (2001): Patientenschulung in der Pflege. In: Reibnitz C., Schnabel P.E., Hurrelmann K. (Hrsg.): Der mündige Patient. Juventa, 1. Auflage, München, S. 225–235.

Murry J.W., Hammons J.O. (1995): Delphi: A Versatile Methodology for Conducting Qualitative Research. The Review of Higher Education, Nr. 8, S. 424–436.

Norwood S. L. (2002): Pflege-Consulting. Handbuch zur Organisations- und Gruppenberatung in der Pflege. Huber, 1. Auflage, Bern.

Peters J.(2002): Diagnoses Related Groups – Neue Aufgaben für die Pflege. In: Anthes H., Peters J., Schubert-Hadeler B. (Hrsg.): Innovationen (in) der Pflege. Mabuse, 1. Auflage, Frankfurt am Main, S. 67–120.

Pinkert C., Renneke S. (2000): Mündigkeit durch professionelle Beratung. Pflegezeitschrift, 53. Jg., Heft 1, S. 50–51.

Polit D.F., Beck C.T., Hungler B.P. (2004): Lehrbuch Pflegeforschung. Huber, 1. Auflage, Bern.

Prüfer M., Rexroth M. (2000): Zwei-Phasen-Pretesting. In: Mohler P., Lüttinger P. (Hrsg.): Querschnitt. Festschrift für Max Kaase. Zuma, 1. Auflage, Mannheim, S. 203–219.

Rennecke S. (2000): Information, Schulung und Beratung von Patienten und Angehörigen. Eine kommentierte Bibliographie deutschsprachiger Literatur für Pflegende. Schriftenreihe des Kuratoriums Deutscher Altenhilfe. Eigenverlag, Köln.

Risse G., Strohbücker B. (1999): Patienten-Informations-Zentrum. Mabuse, 32. Jg., Heft 119, S. 20–22.

Roger C. (1973): Entwicklung der Persönlichkeit. München.

Roth G. (2001): Qualitätsmängel und Reglungsdefizite der Qualitätssicherung in der ambulanten Pflege. Schriftenreihe des Bundesministeriums für Familie, Senioren, Frauen und Jugend, Band 226. Kohlhammer, 1. Auflage, Stuttgart.

Schaeffer D. (2000): Bruchstellen in der Versorgung chronisch kranker alter Menschen. In: Seidl E., Stankova M., Walter I. (Hrsg.): Autonomie im Alter – Studien zur Verbesserung der Lebensqualität durch professionelle Pflege. Maudrich, 1. Auflage, Wien, S. 36–101.

Schaeffer D. (2002a): Ambulante Schwerkrankenpflege: Entwicklungen und Herausforderungen in Deutschland. In: Schaeffer D., Ewers M. (Hrsg.): Ambulant vor stationär. Perspektiven für eine integrierte ambulante Pflege Schwerkranker. Huber, 1. Auflage, Bern, S. 17–44.

Schaeffer D. (2002b): Pflegeforschung – aktuelle Entwicklungstendenzen und Herausforderungen. Pflege und Gesellschaft, Heft 3, S. 73–79.

Schieron M. (2003): Der Beratungsbesuch SGB XI – Chancen und Herausforderungen für die Pflege. Pflege-online, Heft 4, S. 2.

Schnabel M., Krämer U. (2004): Autonomie und Lebenswelt der Patienten bilden die Basis. Pflegezeitschrift, 58. Jg., Heft 4, S. 237–241.

Schubert-Hadeler B. (2002): Beratung pflegender Angehöriger – Ein neues Strukturmodell in der häuslichen Pflege. In: Anthes H., Peters J., Schubert-Hadeler B. (Hrsg.): Innovationen (in) der Pflege. Mabuse, 1.Auflage, Frankfurt am Main, S. 67–120.

Schulz E., Leidl R., Könik H.H. (2001): Auswirkungen der demografischen Entwicklung auf die Zahl der Pflegefälle – Vorausschätzungen bis 2020 mit Ausblick auf 2050. Diskussionspapiere des Deutschen Instituts für Wirtschaftsforschung Berlin, Heft 240. Eigenverlag, Berlin.

Schütz A. (1972): Der gut informierte Bürger. In: Schütz A. (Hrsg.): Gesammelte Aufsätze. The Hague, 2. Auflage, Nijhoff, S. 85–101.

Seidl E., Walter I. (2000): Lebensbewältigung und Information – Eine Studie über alte Menschen nach der Spitalentlassung. In: Seidl E., Stankova M., Walter I. (Hrsg.): Autonomie im Alter – Studien zur Verbesserung der Lebensqualität durch professionelle Pflege. Maudrich, 1. Auflage, Wien, S. 36–101.

Sieger M., Kunstmann W. (2003): Versorgungskontinuität durch Pflegeüberleitung. Mabuse, 1. Auflage, Frankfurt am Main.

Sickendiek U., Engel F., Nestmann F. (2002): Beratung. Eine Einführung in sozialpädagogische und psychosoziale Beratungsansätze. Juventa, 2. Auflage, Weinheim.

Spiller A., Stanko K., Schmidtke U., Seifert S., Schölzel M. (2003): Projekt zur Einführung und Evaluation einer Pflegeüberleitung am Universitätsklinikum Jena. Abschlussbericht zum Projekt, Fachhochschule Jena.

Sprondel W.M. (1979): Experte und Laie: Zur Entwicklung von Typenbegriffen in der Wissenssoziologie. In: Sprondel W.M., Grathoff R. (Hrsg.): Alfred Schütz und die Idee des Alltags in den Sozialwissenschaften. Enke, 1. Auflage, Stuttgart, S. 140–154.

Statistisches Bundesamt (2002): Datenreport 2002 der Bundeszentrale für politische Bildung. Eigenverlag, Bonn.

Steimel R. (2003): Individuelle Angehörigenschulung. Eine effektive Alternative zu Pflegekursen. Schlütersche, 1. Auflage, Hannover.

Strobel R. (2003): Koordinierte Überleitung. Heilberufe, 55. Jg., Heft 8, S. 34–35.

Thomas B., Wirnitzer B. (2001a): Pflegeberatung im Krankenhaus München-Neuperlach: Patienten und Pflegende in einer neuen Rolle. Pflegezeitschrift, 54. Jg., Heft 7, S. 469–475.

Thomas B., Wirnitzer B. (2001b): Pflegeberatung im Krankenhaus München-Neuperlach: Erste Ergebnisse des Modellprojekts. Pflegezeitschrift, 54. Jg., Heft 12, S. 869–872.

Thomas B., Wirnitzer B. (2003): Pflege als Dienstleistungsprozess: Pflegende und Patienten in einer neuen Rolle – Beratung und Schulung am Patientenbett. In: INIFES (Hrsg.): Tagungsband Lernfeld Altenpflege, S. 101–121 (im Erscheinen).

Thiersch H. (1997): Soziale Beratung. In: Nestmann F. (Hrsg.): Beratung: Bausteine für eine interdisziplinäre Wissenschaft und Praxis. Dgtv, Tübingen, S. 99–110.
Verband der Angestellten-Krankenkassen, Arbeiter-Ersatzkassen-Verband (2000): Rahmenkonzept der Ersatzkassen und ihrer Verbände zur Beratung Pflegebedürftiger und ihrer Angehörigen (Pflegeberatung). Eigenverlag, Berlin.
Weerenbeck I., Bungter U. (1997): Beratung unter Dach und Fach der Pflege. Anleitung, Kooperation und Problemlösung. Forum Sozialstation 21. Jg., Heft 85, S. 48–50.
Weidner F. (1995): Professionelle Pflegepraxis und Gesundheitsförderung: eine empirische Untersuchung über Voraussetzungen und Perspektiven des beruflichen Handelns in der Krankenpflege. Mabuse, 1. Auflage, Frankfurt am Main.
White N., Lubkin I. (2002): Pflege- und Krankheitsverlaufskurven. In: Lubkin I. (Hrsg.): Chronisch Kranksein. Implikationen und Interventionen für Pflege- und Gesundheitsberufe. Huber, 1. Auflage, Bern, S. 93–129.
Wingenfeld K. (2002): Der Übergang des Krankenhauspatienten in die ambulante Pflege. In: Schaeffer D., Ewers M. (Hrsg.): Ambulant vor stationär. Perspektiven für eine integrierte ambulante Pflege Schwerkranker. Huber, 1. Auflage, Bern, S. 336–364.
Wirnitzer B. (2002): Von der koordinierten Entlassung zum Case-Management. Die Pflege in integrierten Versorgungsformen. Pflege aktuell, 56. Jg., Heft 6, S. 332–335.
Wolf C. (2000): Konzept für häusliche Pflegeberatung – Expertenwissen gezielt an Laien weitergeben. Forum Sozialstation, 24. Jg., Heft 102, S. 38–41.
Zegelin-Abt A., Huneke M.J. (1999): Grundzüge einer systematischen Pflegeberatung. Pr-Internet, 1. Jg., Heft 1, S. 11–18.
Zegelin-Abt A. (2000): Neue Aufgabe für die Pflege: Patientenedukation – Information, Schulung und Beratung von Betroffenen und Angehörigen. Die Schwester, der Pfleger, 39. Jg., Heft 1, S. 56–59.
Zegelin-Abt A. (2003a): Patienten- und Familienedukation in der Pflege. In: Deutscher Verein für Pflegewissenschaft (Hrsg.): Das Originäre der Pflege entdecken. Mabuse, 1. Auflage, Frankfurt am Main, S. 103–115.
Zegelin-Abt A. (2003b): Häusliche Pflegeschulung: Höchste Zeit für fundierte Programme. Forum Sozialstation, 27. Jg., Heft 120, S. 22–24.

Register

Akzentuieren 43
Akzeptanz 43
Alltagsgestaltung 70
Alltagsroutinen 70
Amplifizieren 42
Anleitung 38
Anonymität 58
Anpassung der Lebensgestaltung 78
Ansatz, mittelbar 30
Anschreiben 57
Assessment 28, 91
Attribuieren 43
Aufgabenschwerpunkte 15
Aufgabenzuweisung 67
Ausgestaltung, professionelle 67
Auswertung 40
Authentizität 43

Befragungsrunde, qualitative 55
Befragungsrunden 56
Befragungswelle 56, 83
Belastungssituationen 17
Berater 90
Beratung 38
–, Grundmodelle 37
–, Grundvoraussetzung 36
–, (s)angebote, zentralisierte 33
–, (s)ansatz, psychologischer 34
–, (s)ansatz, psychosozialer 35
–, (s)ansatz, sozialarbeiterischer 34
–, (s)aufgaben 33
–, (s)auftrag 20, 90
–, (s)beziehung 43
–, (s)kategorien 40
–, (s)methode 42
–, (s)phasen 20, 89
–, (s)prozess 39
–, (s)schwerpunkte 21, 22, 64
– –, alltagsbezogene 69, 80
– –, biografiebezogene 76, 80
– –, krankheitsbezogene 72, 80
– –, pflegebezogene 72, 80
– –, psychosoziale 76, 80
–, (s)theorie 33
–, (s)verständnis, pädagogisches 34
Bewältigungsarbeit
–, alltagsbezogene 45
–, biografiebezogene 46
–, krankheitsbezogene 46

Delphi-Ansatz, klassischer 49
Delphi-Befragung 49
Delphi-Technik 81
Deutsche Netzwerk für Qualitätsentwicklung in der Pflege 27
Diagnosis Related Groups (DRG) 13
Dienste, ergänzende 71
Dissonanz-Hypothese 83

Empathie 43
Entlassungsmanagement 28
–, Defizite 14
–, Expertenstandard 23, 27
Entlassungsplanung 29
Ergebnisdiskussion 85
Ergebnisübersicht 80
Ergebnisverzerrungen 83
Evaluation 29
Experte 54
–, (n)-Delphi 51, 81
–, (n)auswahl 54
–, (n)gruppe 55
–, (n)status 53
–, (n)stichprobe 83
–, (n)struktur 56

Fachberatung 41
Fallberatung 41

Feedback, anonymes 58
Forschung, zukünftige 91
Forschungsdesign 52
Forschungsfragen 26
Forschungsziel 25
Fragebögen 57

Gesetzgebung 19
Gestaltung der Pflegebeziehung 76
Gesundheitsstatus 75
Gesundheitsvorsorge und -beratung 15
Gütekriterien 81
–, qualitative 81
–, quantitative 82

Hauptarbeitslinien 45
Hilfsmittelgebrauch 74
Hilfsmittelversorgung 74

Ideenaggregations-Delphi 51
Individualisierung 12
Information 38
integrierte Versorgung 15
Intensität 66
Interpretationsabsicherung, argumentative 81
Ist-Zustand 66, 67

Kategorien 60
Kliniksozialarbeit 19
Kompetenz-Hypothese 84
Kompetenzmodelle 42
Konfrontieren 42
Konsens 64
Konsens-Delphi 51
Kooperative Qualitätsentwicklung 46
Krankenpflegegesetzes 19
Krankheiten, chronische 44
Krisen
–, Bewältigung von 79
–, Wahrnehmung von 79

Lebensweltbezug 35
Leitfaden 69, 80

Maßnahmen 40
Mikroschulungen 32
Modellieren 43
Monitoring-Team 51

Nähe zum Gegenstand 82
Nonkonformitäts-Hypothese 84
Nullrunde 55

Objektivität 82
Operationalisierung 60
Orientierungsfunktion 87
Orientierungsrahmen 23, 25

Panelmortalität 83
Patienten-Informationszentren 33
Patientenkontakt, direkter 33
Perspektiven 75
–, der Pflegeübernahme 72
Pflege- und Krankheitsverlaufskurven 44
Pflegeberatung 69
–, Definition 38
–, Entwicklung der 88
–, Handlungsfelder von 41
Pflegefertigkeiten 72
Pflegeprävention 72
Pflegeübergabe 29
Pflegeumfeldgestaltung 70
Pflegeversicherung 19
Pretest 58
Problemidentifizierung 40
Professionalisierung 18
Prognosen 88
Prozessberatung 41
Prozessoptimierung 15

Qualifikation 20, 90
Qualitätsentwicklung 21, 90

Regelgeleitetheit 82
Reliabilität 83
Reservepool 59
Response-Konzept 59
–, -Raten 59
Ressourcen 35
Richtung 30
Rücklauf 63, 65
Rückmelden 43
Rückzug 40

Schnittstellenbewältigung 30
Schnittstellenmanagement 46
Schnittstellenprobleme 14
Schulung 38
Selbstaktivieren 42
Sicherung finanzieller Grundlagen 69
Sicherung sozialer Beziehungen 78
Singularisierung 12
Soll-Zustand 65, 67
Steuerungsarbeiten 24, 46
Steuerungserfordernisse 45
Stichprobe 55
Symptommanagement 76
Symptomwahrnehmung 76

Tailored Design Method 57
Theorieentwicklung 21, 91
trajectories 44
Trajekt-Modell 23, 47
Überlegungen, ethische 84

Unterbrechen 42
Unterstützungsarbeiten 24
Unterstützungsnetzwerke 13
Unterstützungssysteme
–, informelle 70
–, professionelle 74

Validierung 62
–, kommunikative 82
Validität 82
Verantwortlichkeiten 67
Vereinfachen 42
Verfahrensdokumentation 81
Verhaltensmodifikation 34
Verhaltensweisen, belastungsmindernde 77
Vernetzung, Grad der 31
Vernetzung, unmittelbare 31
Versorgungsanforderungen, spezielle 73
Vorhersage-Delphi 51

Wandel im Krankheitsspektrum 12
Wandel, demografisch 12
Wichtigkeit 65
Wohnraumanpassung 70

Zugang 40
Zusammenfassendes Protokoll 52

Renate Rogall • Hannelore Josuks
Gottfried Adam • Gottfried Schleinitz

Professionelle Kommunikation in Pflege und Management

Ein praxisnaher Leitfaden

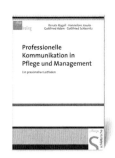

pflege kolleg
2005. 272 Seiten, 14,8 x 21,0 cm, kartoniert
ISBN 3-87706-877-4
€ 22,90 / sFr 39,90

Wenn Kommunikation nicht gelingt, hat das negative Auswirkungen auf die berufliche Leistung, auf das Team und damit auf die Pflegeeinrichtung. Die Art und Weise der Kommunikation ist nicht geschlechtsneutral. Frauen kommunizieren anders als Männer. Wer im pflegerischen Alltag also wirklich richtig und gut kommunizieren will, muss darauf achten, mit wem er redet – und wie er das am Erfolg versprechendsten tun kann. Dieser praxisnahe Leitfaden hilft dabei!

Roland Steimel

Individuelle Angehörigenschulung

Eine effektive Alternative zu Pflegekursen
2., aktualisierte Auflage

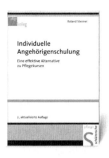

pflege kolleg
2004. 160 Seiten, 44 Tabellen, 14,8 x 21,0 cm, kartoniert
ISBN 3-89993-133-5
€ 15,90 / sFr 27,50

Anschauliche Beispiele aus der Praxis: Die Individuelle (stationäre) Angehörigenschulung (ISAS) bietet spezifisches Know-how, individuelle Beratung, detaillierte Schulung und raschen Zugriff auf das gesamte Netzwerk von pflegerischen Dienstleistungen.

»Das Buch stellt eine Bereicherung der zu diesem Themengebiet auf dem Markt vorliegenden Literatur dar. Das Buch schildert eine gelungene Pflegepraxis, der theoretische Hintergrund wird dabei vernachlässigt. So empfehle ich dieses Buch uneingeschränkt allen, die Interesse an guten Beispielen der Angehörigenschulung und -beratung haben.« *www.socialnet.de*

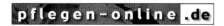

— schlütersche —

Stand Februar 2006. Änderungen vorbehalten.